# 치질 해방, 거상 치질수술

양형규 지음

# 치질 해방, 거상치질수술

## 거상치질수술의 이론과 실제

양병원출판부

고등학교 동창 C가 부인과 함께 병원을 방문했습니다. 용변만 보면 항문이 빠져나와 마치 항문에 조그마한 고무 튜브를 붙이고 있는 것 같았는데, 빠져나온 부분을 손으로 넣으려고 해도 안 들어가서, 할 수 없이 30분은 엎드려 있어야 들어갔다고 합니다.

이 때문에 바쁜 아침 시간에는 용변을 보지도 못하고, 저녁 식사 후에야 용변을 보고 엎드려 있었다고 합니다. 부인이 이 사실을 알게 되어 병원에 가자고 했지만, 바쁜 삶이 녹록지 않아서 20년을 그 상태로 살아왔습니다. 이 친구는 4도 치핵으로 진단받은 뒤 수술을 받고 완치되어 그 이후는 행복한 삶을 살았습니다.

그 당시 친구에게 "용변 보기가 너무 힘들었겠어! 왜 더 일찍 오지 못했나?" 하고 물었더니 가난한 집의 장남으로 태어나 동생들의 대학 등록금까지 책임지며 바쁘게 살다 보니 수술받을 시간이 없었다고 대답했고, 조금 질책성으로 말한 것이 후회되었습니다.

치질수술은 비교적 간단한 수술이지만, 수술을 받으려면 마음을 크게 먹고 걱정이 많이 되는 것이 사실입니다. "수술 후 통증이 심할까?" "수술 후 변이 새거나 항문이 좁아지지는 않을까?" "회사는 며칠이나 쉬어야 할까" 같은 점을 일반인의 시각으로 질문하고 대답한 책이 있었으면 좋겠다고 생각해 이 책을 쓰게 되었습니다.

항문은 은밀한 곳이어서 드러내고 물어보기가 힘듭니다. 따라서 항문 질환의 이해를 돕고자 질문 형식으로 쉽게 글을 썼습니다. 항문은 입과 대비되는 곳으로 '쾌식', '쾌변'은 생명 유지에 꼭 필요하고 중요한데 입에 비해 홀대받은 것도 사실입니다. 극단적으로 말하면 항문암으로 항문을 잃고 나면 그제야 '항문이 이렇게 중요한 곳이구나' 하고 깨닫게 됩니다.

치핵(치질) 조직은 과거 2,000년간 비정상 정맥류 조직으로 생각해 왔습니다. 하지만 1975년에 영국 의사 톰슨이 "치핵 조직은 항문 괄약을 유지해 주는 정상 쿠션 조직이고 단지 항문 밖으로 빠졌을 뿐이다"라고 발표해 센세이션을 일으켰습니다. 처음에는 의사들도 믿지 못했지만 몇 년이 지나면서 정설로 인정받게 되었습니다.

항문 밖으로 빠진 정상 조직인 치핵 조직을 과거의 수술처럼 대부분 절제하지 말고, 되도록 적게 절제하고 거상시켜, 원래의 자리로 되돌려 고정해 주자는 것이 '거상 치질수술'의 원리입니다. 거상 치질수술을 받고 나면 보통의 치질수술과는 달리 대변이 새는 변실금 및 항문이 좁아지는 항문협착이 거의 생기지 않습니다. 통증도 현저히 적습니다.

치질 해방, 거상 치질수술

좋은 수술을 개발했으니 한방의 비전처럼 양병원에서만 이 수술법을 시행하면 어떻겠느냐는 의견도 있었습니다. 그러나 저는 수술 동영상을 포함한 의사들을 위한 책『치핵』을 집필해 과감히 수술 방법을 공개했고, 또 영어로도 번역해 미국 스프링거 출판사에서『Hemorrhoids』를 출간했습니다. 더 나아가 국내뿐 아니라 해외 대장 항문 학회에서도 강의하고 수술 참관을 원하는 의사 누구에게나 개방하고 있으며 거상 치질수술 보급에 힘쓰고 있습니다.

이 책이 출판되도록 도와준 양병원 출판부 박은영 과장과 천세은 씨에게 감사드리며, 매일 새벽 3시에 일어나 양평 세컨드 하우스에서 집필을 했는데, 그로 인해 소홀했던 아내 이은경, 자녀 양현준, 양현식, 양유진에게도 감사를 전합니다.

2023년 4월
봄이 오는 길목에 양병원 원장실에서
양형규

# 차례

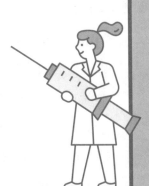

## 03. 치질의 진단

## 04. 수술 후 치료

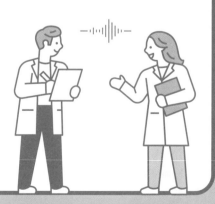

## 05. 3대 항문 질환

## 06. 치질에 대한 오해

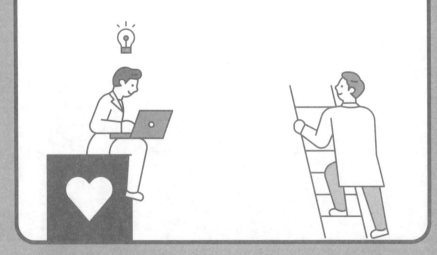

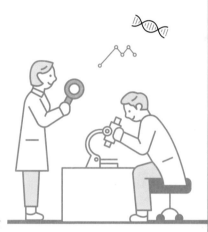

# 01.

# 거상 치질수술

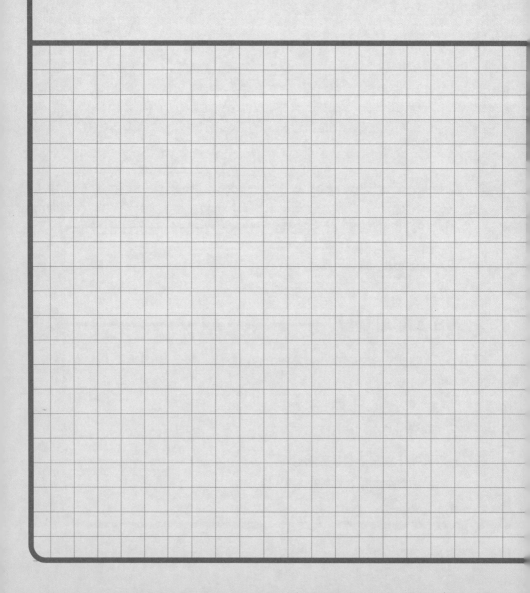

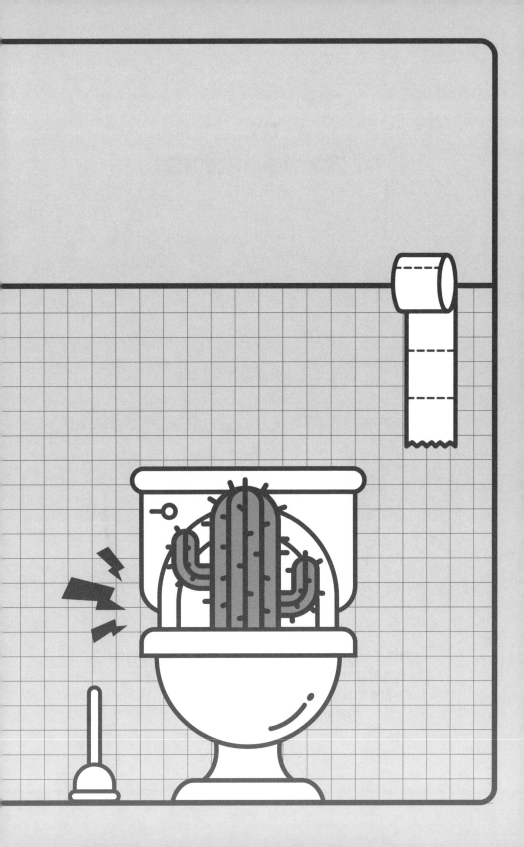

### 거상 치질수술과 기존 치질수술

| 구분 | 거상 치질수술 | 기존 치질수술(결찰 절제법) |
|---|---|---|
| 수술 원리 | 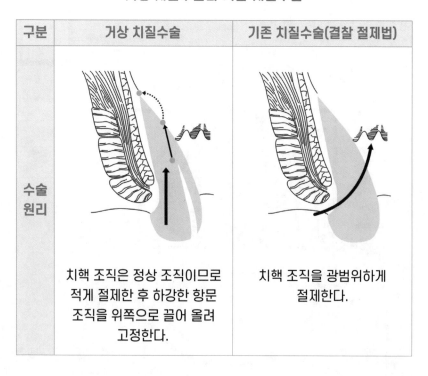 치핵 조직은 정상 조직이므로 적게 절제한 후 하강한 항문 조직을 위쪽으로 끌어 올려 고정한다. | 치핵 조직을 광범위하게 절제한다. |

약 2,000년간 치질 조직을 비정상적인 정맥류 조직으로 생각해 왔다. 그러나 1975년 영국인 외과의사 톰슨이 치질이 없는 정상 사람도 항문 쿠션(치질) 조직의 정맥이 확장되어 있고, 이것은 평상시에 항문을 닫아놓는 정상적 구조로, 치질이란 질병은 비정상적인 정맥류 조직이 아니라 정상 조직이 단지 항문 밖으로 빠진 것이라고 발표했고, 현재 이 설이 정설로 받아들여지고 있다.

즉, 과거에는 치질 조직을 비정상적인 정맥류 조직으로 생각하고 남겨두면 또 출혈이 일어날 것으로 생각해 거의 다 제거했으나 현재는 괄약을 돕는 정상 조직이 항문 밖으로 빠진 것이므로 최소한으로 절제하고 원래의 항문 위치로 되돌려 고정시키자는 게 거상 치질수술의 원리다.

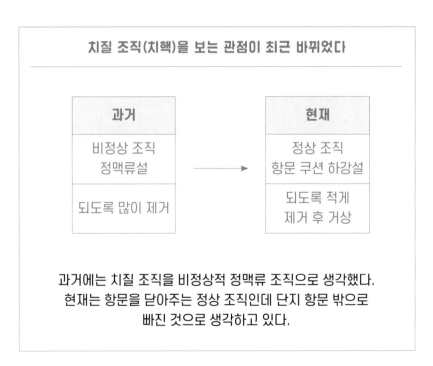

**치질 조직(치핵)을 보는 관점이 최근 바뀌었다**

| 과거 | 현재 |
| --- | --- |
| 비정상 조직 정맥류설 | 정상 조직 항문 쿠션 하강설 |
| 되도록 많이 제거 | 되도록 적게 제거 후 거상 |

과거에는 치질 조직을 비정상적 정맥류 조직으로 생각했다.
현재는 항문을 닫아주는 정상 조직인데 단지 항문 밖으로
빠진 것으로 생각하고 있다.

치질 조직은 정상적인 조직이므로 많이 제거하는 수술(결찰 절제술)을 할 필요가 없다. 되도록 많이 남겨두어야 한다. 빠져나온 조직만 원래 있었던 항문 안으로 되돌려 고정시키면 되는 것이다. 이것이 거상 치질수술이다. 의학적으로는 거상 고정식 점막하 치핵 절제술 Lift-up Submucosal Hemorrhoidectomy로 명명하고 학회에서 여러 번 발표했지만, 기억하기에 너무 어려워 거상 치질수술로 쉽게 부르고 있다.

# Q2. 거상 치질수술의 장점은 무엇인가요?

거상 치질수술은 치질 조직을 적게 절제하므로 기존 수술법보다 통증이 월등히 적다. 항문 조직을 최대한 보존하므로 수술 후 변이 새는 변실금이 생길 확률이 거의 없고, 항문 조직을 많이 제거해 항문

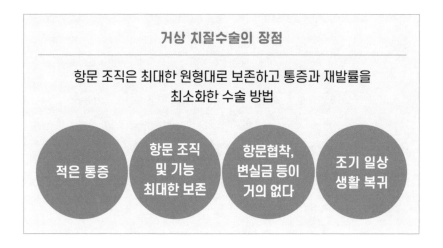

**거상 치질수술의 장점**

항문 조직은 최대한 원형대로 보존하고 통증과 재발률을
최소화한 수술 방법

| 적은 통증 | 항문 조직 및 기능 최대한 보존 | 항문협착, 변실금 등이 거의 없다 | 조기 일상 생활 복귀 |

이 좁아지는 항문협착증이 거의 생기지 않고 조기에 일상생활로 복귀가 가능하다. 기존의 치질수술은 항문 주위 피부를 많이 절제해 수술 후에 배변 시 통증이 심하다. 거상 치질수술은 피부가 거의 보존되어 통증이 적다.

---

**거상 치질수술의 장점**

---

치질 조직을 적게 절제하므로 통증이 적고, 항문협착, 변실금이 거의 생기지 않고 조기에 일상생활 복귀가 가능하다.

---

| 구분 | 거상 치질수술 | 기존 치질수술(결찰 절제법) |
|---|---|---|
| 피부 절개의 폭 | 좁다 | 넓다 |
| 절개 길이 | 짧다 | 길다 |
| 수술 후 통증 | 적다 | 심하다 |
| 수술 후 항문협착 | 거의 없다 | 많다 |
| 수술 후 변실금 | 거의 없다 | 많다 |
| 수술 후 피부 결손 | 없다 | 크다 |

거상 치질수술은 치핵 조직을 적게 절제하며, 빠져나온 치핵을 원래의 위치로 환원시키는 수술법이다. 항문협착을 막을 수 있고, 항문 조직을 보존해 항문을 자연 그대로 유지해 주는 수술이다.

거상 치질수술의 원리는 정상 조직인 항문 조직을 최대한 보존하는 것이다. 기존 치핵수술은 주로 X축, Y축 평면에서 생각해 왔지만, 거상 치핵수술에서는 Z축(종축) 개념을 도입해 입체적으로 생각하며 밀려 내려온 치질 조직을 원래의 자리로 되돌려준다.

다음 그림에서 보는 바와 같이 치핵은 X, Y 평면에서 쿠션 조직이 비정상적으로 부풀면서 종축(Z축)이 늘어나 탈출된 것이다. 치핵의 진정한 원인은 X, Y 평면의 쿠션 조직이 부풀어 오른 현상보다 Z축에서 밀려나와 밑으로 빠졌다는 사실에서 찾을 수 있다. 따라서 치질수술은 Z축에서 단축, 즉 '항문을 끌어 올리는 것'이 가장 중요하다.

치질 해방, 거상 치질수술

## 거상 치질수술의 개념: X축, Y축, Z축으로 생각한 치핵 개념

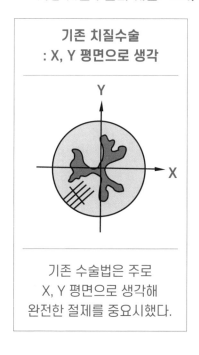

### 기존 치질수술
: X, Y 평면으로 생각

기존 수술법은 주로
X, Y 평면으로 생각해
완전한 절제를 중요시했다.

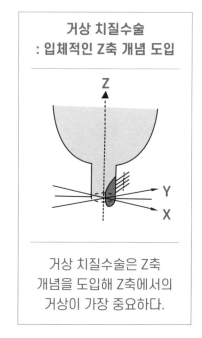

### 거상 치질수술
: 입체적인 Z축 개념 도입

거상 치질수술은 Z축
개념을 도입해 Z축에서의
거상이 가장 중요하다.

이를 바탕으로 '거상 고정'의 개념을 고안했으며, 그림과 같이 Z축에서의 거상을 수술에 도입했다.

### 거상 치질수술의 세 가지 원칙

❶ 치핵은 쿠션 조직의 하강이므로, 종축(Z축) 방향에서 쿠션 조직을 거상시켜 고정한다.
❷ 항문상피(점막)는 최대한 보존한다.
❸ 치핵 조직은 가능한 한 적게 점막하로 절제한다.

## Q4. 거상 치질수술의 과정은 어떤가요?

### 1) 피부 절개

치핵 조직이 시작되는 부위에서 절개를 시작하며, 절개 폭은 보통 2~3mm 정도로 좁게 설정한다.

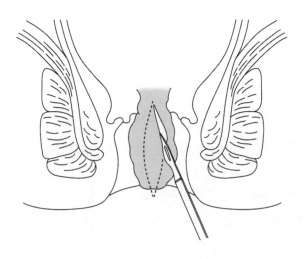

## 2) 한쪽 점막하 박리

보통 결찰 절제법에서는 박리의 방향이 항문 바깥쪽에서 안쪽으로 향하는데, 거상 치질수술은 옆 방향으로 박리한 후 그 반대 측을 같은 방법으로 박리한다.

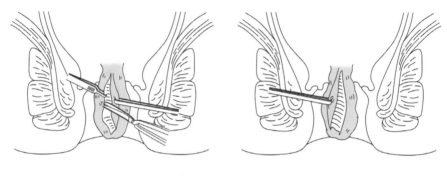

한쪽 점막하 박리　　　　　　다른 쪽 점막하 박리

## 3) 치핵 조직 절제

양측을 점막하 박리해 분리된 치핵 조직을 전기 소작기를 사용해 대부분 남겨놓고 치핵 정상부터 20~30% 정도만 절제한다.

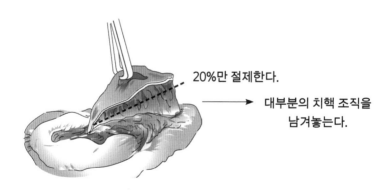

20%만 절제한다.

대부분의 치핵 조직을
남겨놓는다.

## 4) 치핵 근부 결찰(첫 번째 거상)

거상의 첫 단계로 치핵 근간을 7~8mm 정도 위쪽으로 결찰해 거상 시킨다. 두 번째로 치핵 근간을 7~8mm 위쪽으로 천관 결찰Suture Tie 을 시행해 종축을 빠진 만큼 거상해 고정시킨다.

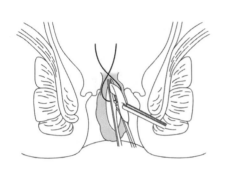
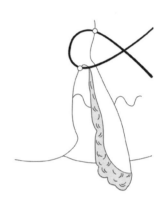

치핵 근부 거상 결찰 1                치핵 근부 거상 결찰 2

## 5) 치핵 근부 천관 결찰(두 번째 거상)

천관 결찰을 한번 더 시행해 7~8mm를 거상시킨다.

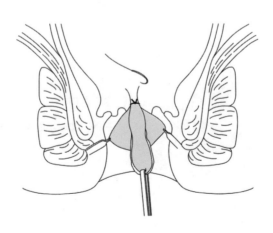

치질 해방, 거상 치질수술

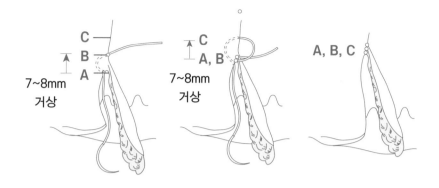

**7~8mm씩 거상을 두 번 시행한 모식도**

7~8mm를 묶어 거상시킨 후 천관 결찰을 해
7~8mm 거상을 한 번 더 시행한다.

## 6) 점막 봉합

마지막으로 녹는 실로 치핵 근간을 천관 결찰한 점막과 피부까지
80%를 연속 봉합한다. 20%는 배액을 위해 열어놓는다.

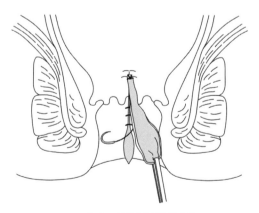

**녹는 실로 봉합한다**

6주가 지나면 녹으나 1~2주가 지나면 풀리기 시작한다.

## 7) 치핵 근부 절제 및 봉합

천관 결찰한 곳보다 약 3~5mm 아래에서 전기 메스로 치핵 근간stump 을 자른다. 다른 치핵 조직도 같은 방법으로 절제한다.

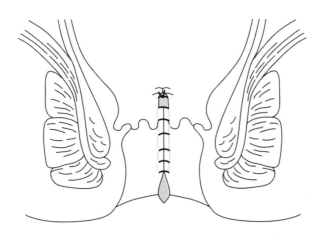

**수술 후 모습**
분비물이 나오게 20%는 개방해 둔다.

3도, 4도의 내치핵과 외치핵은 수술을 해야 한다. 수술 방법에는 결
찰 절제법, 화이트 헤드법, PPH법, 점막하 치핵 절제술이 있다.


## 1) 결찰 절제법

한때를 풍미했던 화이트 헤드 수술법이 후유증이 심해 폐기된 후 가
장 많이 시행되었던 수술법으로 치핵과 그 주변의 피부를 함께 박리
해 그 근부를 결찰한 후 절제하는 방법이다. 과거에는 수술창을 흔히
개방해 놓았으나 요즘은 반은 봉합하고 반은 개방하는 반폐쇄식 방
법을 많이 사용하고 있다.

결찰 절제법은 수술 수기가 쉽고 수술 시간이 짧다는 장점이 있는
반면, 수술 후 항문의 힘이 약해져 변실금이 잘 생기고 항문이 좁아

지는 항문협착의 빈도가 높으며, 수술 후 2차 출혈의 빈도도 높은 편이다. 이와 같은 부작용을 줄이기 위해서는 최대한 점막을 작게 절제해야 한다. 완전히 치유되려면 개방식은 2개월, 폐쇄식은 1개월 정도의 시간이 소요된다.

**결찰 절제법**

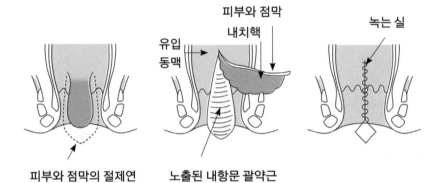

피부와 점막의 절제     피부와 점막을 절제한다.     점막과 피부를 녹는 실로 봉합한다.

## 2) 화이트 헤드법

1882년 화이트 헤드가 고안해 발표한 수술법으로 치핵이 생길 수 있는 모든 부위를 제거하는 아주 광범위한 근치수술이다. 30~40년 전만 하더라도 많은 외과의사가 모든 탈출성 치핵에 이 수술법을 적용할 만큼 한 시대를 풍미하던 수술법이나, 지나치게 광범위한 범위를 절제하다 보니 많은 부작용과 후유증을 동반해 최근에는 거의 시행하지 않는다.

## 화이트 헤드법

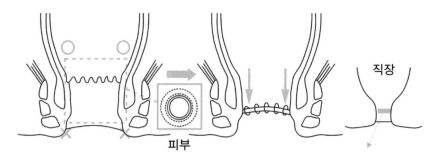

피부

항문관 상피, 점막을 둥글게 원통형으로
전부 절제해 직장과 상피(O와 X)
부근에서 봉합한다.

직장

수술 후 몇 년이 지나 항문이
좁아지며 협착을
초래하게 된다.

## 3) PPH법(원형 자동 봉합기 절제법)

PPH법은 이탈리아의 롱고 교수가 고안한 치료법으로 원형 자동 봉합기Circular Stapler를 이용해 항문관 상부의 점막과 치핵 조직을 횡 방향으로 2cm 정도 절제한 뒤 문합하는 방법이다. 처치 후 통증이 적고, 회복이 빠르다는 장점이 있다.

필자는 PPH법이 횡 방향으로 2cm 정도 절제한 후 봉합해 원래의 해부학적 구조가 파괴되어 홀렁했던 항문관이 팽팽해진다는 면에서, 아래 방향에서 원형으로 자르는 화이트 헤드법과 비슷한 수술로 생각하고 있다.

치핵 부위를 직접 절제하지 않고도 PPH법으로 치료되는 이유는 항문관 상부에서 여분의 점막 조직을 잘라주어 하강되었던 항문 조직을 위로 끌어 올리기 때문이다.

한편 외치핵 성분이 많은 치핵은 외치핵을 절제하는 수술을 추가해야 한다. 수술 후 후유증 빈도가 높다. 필자 또한 과거에 1~2년간 약 20%로, 치핵이 많이 빠지는 탈출성 치핵 환자에게만 수술한 적도 있었으나 통증은 적지만 후유증인 변실금이나 항문협착증의 빈도가 높아 최근에는 하지 않는다.

## PPH법(원형 자동 봉합기를 이용한 치핵 치료법)

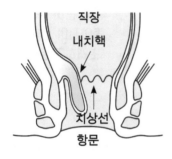

치상선을 넘어서 늘어진 내치핵.

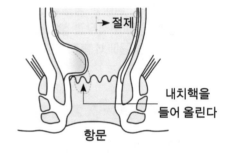

내치핵을 항문 안으로 들어 올려 내치핵 상방 2cm 위에서 점선의 직장점막을 절제해 문합한다.

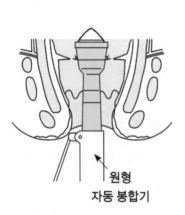

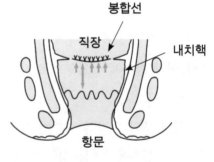

문합된 직장에 의해 잡아 당겨져, 치상선을 넘어 처져 있던 내치핵이 원래의 위치로 돌아온다.

치질 해방, 거상 치질수술

## 4) 점막하 치핵 절제술(팍스)

세계적 대장항문 전문 병원 세인트 막 병원의 알란 지 팍스 A. G. Parks 경이 개발한 수술법이다. 점막을 대부분 보존하고 점막 아래에서 치핵 조직만 절제하고 점막을 다시 봉합해 주어 항문 점막을 더 보존하므로 많이 시행되었던 수술법이다.

문제는 테크닉이 힘들고 수술 시간이 오래 걸리는(1시간 30분) 것이었다. 현재는 세인트 막 병원에서도 시행하지 않는다. 거상 치질수술은 이 수술법에 거상 개념을 도입하고 수술 테크닉을 쉽게 수정해 만들어졌다.

### 팍스의 점막하 치핵 절제술

① 절개

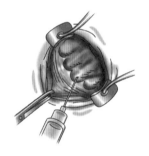

② 점막하 박리

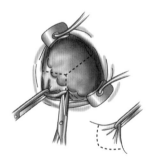

③ 치핵 근부의 결찰

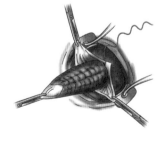

④ 수술 후 모습

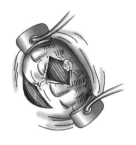

# 02.
# 치질의 기초

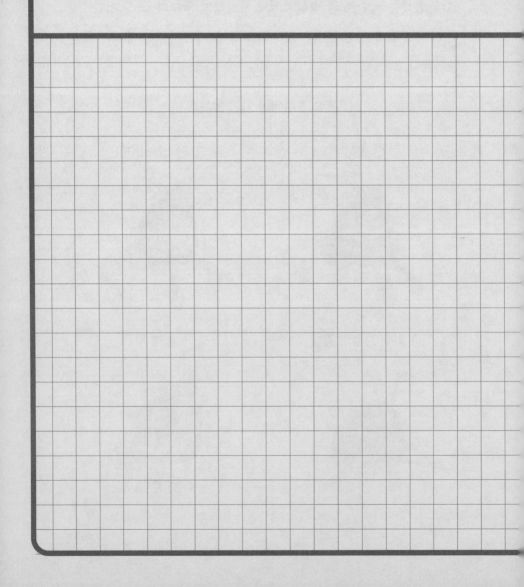

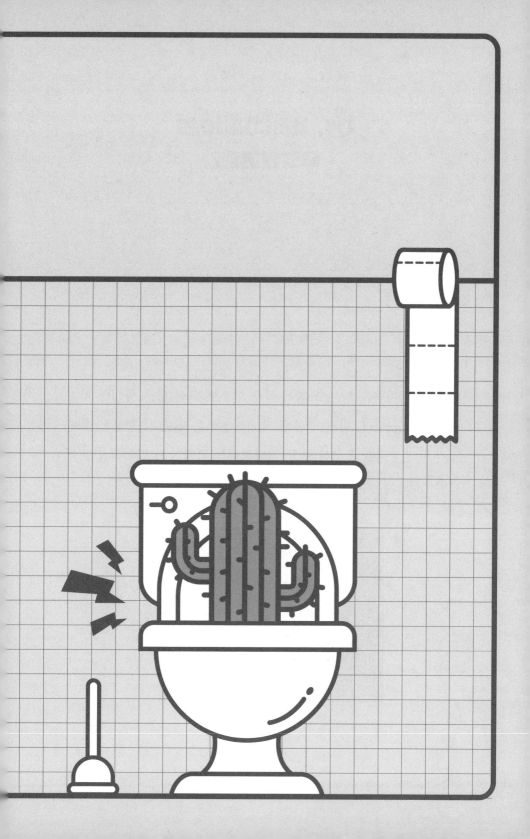

# Q1. 치핵(치질)이란 무엇인가요?

배변 시 빠져나온 항문 조직이 항문 밖으로 나와 있는 상태를 치질 (치핵)이라고 한다. 항문 쿠션 조직(치핵 조직)은 배변 시 항문이 찢어 지지 않게 충격을 흡수해 주고, 평상시에는 혈액이 차 있어서 항문을 닫아주는(괄약) 역할을 한다.

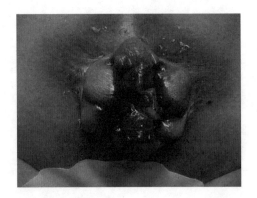

# 항문 쿠션 조직 (치핵 조직)

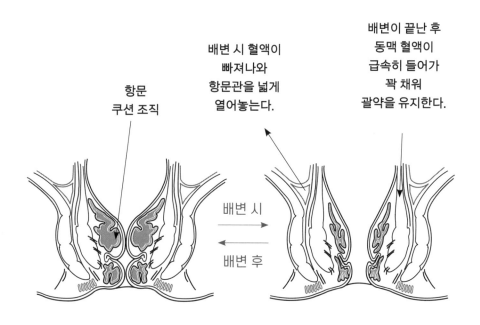

항문
쿠션 조직

배변 시 혈액이
빠져나와
항문관을 넓게
열어놓는다.

배변이 끝난 후
동맥 혈액이
급속히 들어가
꽉 채워
괄약을 유지한다.

배변 시

배변 후

**평상시(저압)**

평상시 항문 조직은 확장된 혈관에
혈액이 차서 항문을 닫아놓는다.

**배변 시(고압)**

배변 시에는 혈관에서 혈액이 빠져
나가 항문이 열린다.

이 항문 쿠션 조직은 배변 시 충격 흡수를 위해 누구나 항문 밖으로 밀려 내려온다. 배변이 끝나면 다시 항문 안으로 환원된다. 대변을 오래 보면 점막지지인대가 늘어나서 다시 항문 안으로 환원이 안 되는 상태가 바로 치질(치핵)인 것이다.

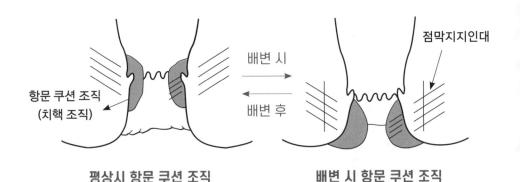

**평상시 항문 쿠션 조직**　　　**배변 시 항문 쿠션 조직**

항문 쿠션(치핵) 조직은 평상시 항문관 안에 위치하고
배변 시 내려온다. 배변을 오래 보면 점막지지인대가 늘어나
항문 밖으로 빠져 병적인 치질(치핵) 상태가 된다.

배변 시 밖으로 밀려나온 항문 쿠션 조직이 제자리로 돌아가지 못하는 상태가 치핵이다. 평상시 혈액이 있던 쿠션 조직이 밖으로 빠져나오면 울혈(피가 몰림)이 더 되어 출혈을 하게 된다.

# 내치핵의 발생 메커니즘

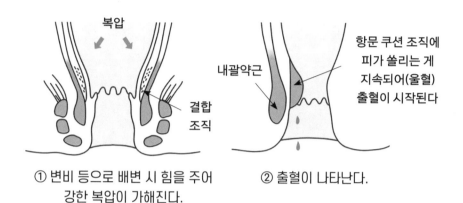

① 변비 등으로 배변 시 힘을 주어
강한 복압이 가해진다.

② 출혈이 나타난다.

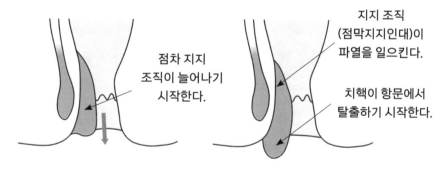

항문 쿠션 조직의 지지 조직이 늘어나거나
파열돼 이윽고 치핵을 형성한다.

③ 탈출되기 시작한다.

④ 항상 탈출해 있는 상태가 된다(탈항).

# Q2. 치질,
# 왜 사람에게 많은가요?

오늘날 현대인의 몸 구조는 200~300만 년 전의 인류와 별 차이가 없다. 당시 우리 조상의 생활 양식은 주로 수렵 채집이었으며 평균 수명도 기껏해야 40세 정도였다. 또 배변도 참지 않고 야생 동물처럼 대자연 속 아무 데서나 자유롭게 행했다. 따라서 당시 사람들은 항문에 부담을 주는 일이 거의 없었다.

사람은 직립 보행을 하면서 손을 자유롭게 사용하게 되었고, 오늘날의 과학 문명을 만들었다 할 수 있다. 네 발로 다니는 짐승들은 몸 전체로 하중을 견디기 때문에 항문 조직이 항문 밖으로 빠지지 않는다. 하지만 인간은 두 다리로 걷기 시작하면서 자연스럽게 하중이 허리와 항문 주변으로 집중되었고, 항문 조직이 중력에 의해 항문 바깥으로 빠지기 쉬운 구조가 되었다. 그러면서 두 발로 걷는 영장류, 특히 사람에게 치질은 흔히 나타날 수 있는 질병이 되었다.

치질 해방, 거상 치질수술

# 동물과 인간의 치질 발생 비교

몸에 가해지는 하중

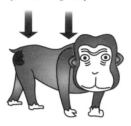

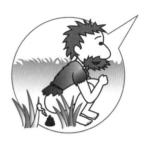

동물은 네 발로 걸어 항문 조직이 빠질 수 없는 구조라 치질이 없다.

옛날 사람은 초원에서 자유롭게 배변을 봤기 때문에 항문에 부담이 없었다.

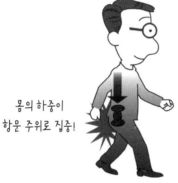

몸의 하중이 항문 주위로 집중!

인간은 두 발로 걷기 시작하면서 항문 주위에 큰 하중을 받게 되어 치질이나 요통이 잘 생긴다.

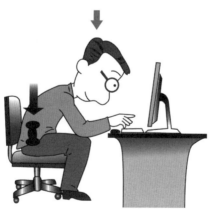

오래 앉아 있으면 하중이 항문에 집중되어 치질이 잘 생긴다.
(사무직, 설계직, IT직, 운전직 등)

# Q3. 치질은 왜 생기는 거예요?

## 치핵의 병인론

'치핵이 왜 생기는가?'에 대한 의문은 오랫동안 의사들이 고민해 온 화두 중 하나다. 치핵 생성에 대한 주요 학설 중 주류인 정맥류설과 항문 쿠션 하강설 두 가지를 살펴보자.

### ― 과거의 정맥류설

고대 히포크라테스 시대부터 시작해 최근에 이르기까지, 2000년 이상 치핵이 생기는 원인으로 '정맥류설'이 정설로 생각되어 왔다. 하지정 맥류처럼 비정상적인 정맥류 조직이 치핵 환자에게만 생겨 치질이 생긴다고 생각했기 때문에 치핵 조직을 되도록 많이 제거해야 치핵이 완치될 수 있다고 생각하게 한 이론이다. 치질수술 방법 중 결찰 절제법이나 화이트 헤드법은 이 이론에 근거해 치핵 조직을 많이 제거했다.

## 정맥류

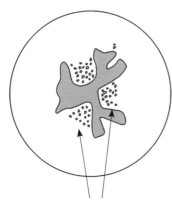

치핵(항문 쿠션) 조직의
확장된 정맥

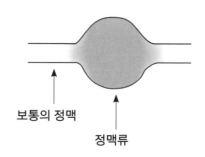

보통의 정맥

정맥류

정맥류란 정맥이 늘어난 것을 말하며,
하지정맥류처럼 잘 생기는데, 치핵 환자도
비정상적인 정맥류가 항문에 생겨
발생한 것으로 생각해 왔다.

## ─ 현대의 항문 쿠션 하강설(정설)

현대에 들어서 치핵 병인론의 또 다른 가장 유력한 설은 1975년 영
국 세인트 막 병원의 톰슨 박사가 해부학적 연구에 기초해 발표한
'항문 쿠션 하강설'이다. 치핵의 원인으로 정맥류설이 지배하던 때,
톰슨 박사는 치핵 증상이 없이 다른 질환으로 사망한 사람을 부검하
면서 항문 조직을 채취했다. 정상 항문 검체 95건과 직장암으로 항문
을 절제한 항문 표본 25건을 연구한 결과, 정상적인 사람의 항문에도
정맥이 확장되어 있다는 사실을 발견했다. 즉, 확장된 정맥도 정상 조
직이라는 의미다. 치핵 조직을 쿠션 조직이라고 하는데 항문의 쿠션
역할과 항문을 닫아주는 역할을 하는 정상 조직으로 밝혀진 것이다.

이 연구 결과를 바탕으로 1975년 톰슨은 치핵은 항문 쿠션 조직이 부풀고 늘어나서 항문 밖으로 내려와 생긴다는 설을 발표했다. 이것이 바로 '항문 쿠션 하강설'이며, 이 학설은 처음에는 인정받지 못했지만 최근에는 정설로 생각되고 있다.

그러나 아직도 많은 항문외과 의사들은 정맥류설에 근거한 기존의 치핵수술을 배우고 해왔기 때문에 정상 조직인 치핵 조직을 많이 절제하고 있다.

### 병인론의 변화에 따른 치료 방향의 변화

| 병인론 | 치핵을 보는 관점 | 치질수술 시 제거할 조직의 양 | 거상의 필요성 |
|---|---|---|---|
| 정맥류설 | 비정상 조직 | 많다 | 없다 |
| 항문 쿠션 하강설 | 정상 조직 | 적다 | 있다 |

### 치핵 유발 원인

1 유전적 요인 : 치질 발생이 많은 가족력

2 장시간 변 보는 습관

3 설사, 변비

4 스트레스

5 음주

6 항문에 부담을 주는 운동이나 자세

7 임신과 출산

치질 해방, 거상 치질수술

# 치질을 유발하는 습관과 운동

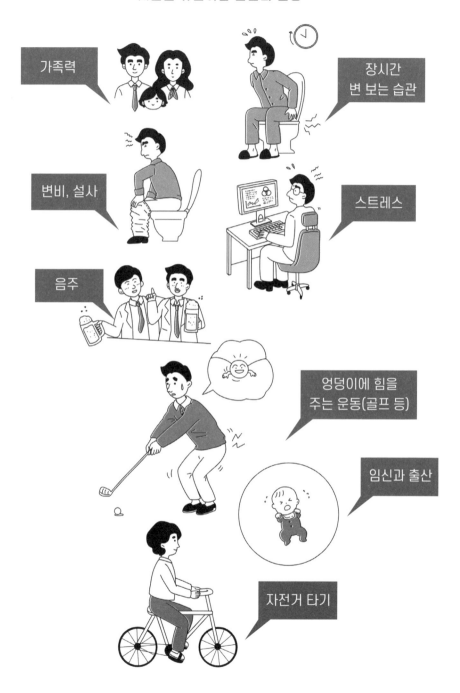

## Q4. 치핵은 어떤 종류가 있고 어떻게 분류해요?

### 내치핵(암치질)과 외치핵(수치질)

치핵은 생기는 부위에 따라 치상선 안쪽에 생기면 내치핵(암치질), 바깥쪽에 생기면 외치핵(수치질)이라 한다. 항문관에서 직장의 점막과 항문의 피부가 만나는 곳을 치상선이라 한다.

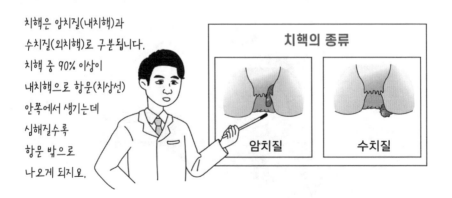

치핵은 암치질(내치핵)과
수치질(외치핵)로 구분됩니다.
치핵 중 90% 이상이
내치핵으로 항문(치상선)
안쪽에서 생기는데
심해질수록
항문 밖으로
나오게 되지요.

**치핵의 종류**

암치질　　　수치질

치질 해방, 거상 치질수술

## 내치핵과 외치핵

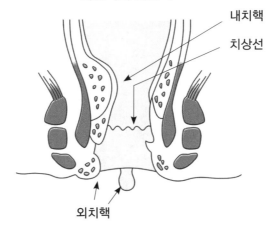

내치핵은 치상선보다 안쪽 치핵 조직이 밑으로 빠진 것이며
외치핵은 치상선보다 바깥쪽에 생긴 치핵이다.

내치핵은 치상선 안쪽, 즉 자율신경 지배 부위에서 생기기 때문에 통증이 거의 없는 편이며, 질환이 심한 정도에 따라서 1도에서 4도까지 4단계로 나뉜다.

## 내치핵의 분류

| 1도 | 2도 | 3도 | 4도 |
|---|---|---|---|
| 출혈은 있으나 항문 밖으로 나오지 않은 치핵 | 배변 시 나오지만 저절로 들어가는 치핵 | 배변 후 손으로 넣어야 들어가는 치핵 | 배변 후 손으로 넣을 수 없고 항상 나와 있는 치핵 |

반면 외치핵은 치상선 바깥쪽, 즉 감각이 예민한 자각 신경 부위에 생기므로 통증이 심한 편이다. 치핵을 오래 두면 암으로 발전하지 않을까 걱정하는 환자들을 자주 보는데, 치핵이 심하다고 암으로 발전할 확률은 거의 없다.

하지만 항문암이나 직장암을 단순한 치핵으로 오인하는 게 문제이며 이 경우 치료 시기를 놓치는 경우가 많다. 항문 출혈이 한 달 이상 계속되면 직장암이 의심되므로 전문의를 찾아서 정밀 검진을 받아야 한다.

## 내치핵(암치질)

내치핵은 평상시에는 괜찮다가 대변만 보면 치핵 덩어리가 항문 밖으로 탈출하는 증상을 말하며, 탈출 정도에 따라서 4단계로 나뉜다.

**내치핵의 분류와 주요 증상**

| 분류 | | | 주요 증상 | 치료 |
|---|---|---|---|---|
| 내치핵 | 1도 | 배변 시 출혈이 있고, 내치핵은 빠져 나와 있지 않다. | -배변 시 출혈이 있다.<br>-치핵 탈출은 없다. | 보존적 치료 (약물, 식이) |

▶▶

| 분류 | | | 주요 증상 | 치료 |
|---|---|---|---|---|
| 내치핵 | 2도 | 배변 시 내치핵이 빠져나오고 배변 후에는 자연적으로 들어간다. | -배변 시에 탈출하지만 배변 후 자연적으로 들어간다.<br><br>-출혈이 있다. | -보존적 치료<br><br>-시술 (고무링 결찰, 주사) |
| | 3도 | 배변 시 내치핵이 빠져나오고 손가락으로 밀어 넣어야 들어간다. | -내치핵이 탈출해서 손가락으로 밀어 넣지 않으면 들어가지 않는다. | 수술 |
| | 4도 | 배변과 상관없이 내치핵이 빠져나온 상태다. | -손가락으로 밀어 넣어도 들어가지 않는다(탈홍).<br><br>-속옷이 더러워진다. | 수술 |

| | | 분류 | 주요 증상 | 치료 |
|---|---|---|---|---|
| 치핵의 급성기 | 혈전성 외치핵 | | -항문 주위에 혈전(피 덩어리)이 생긴 것.<br><br>-통증이 심하고 출혈도 있다. | -수술 (항문 둘레 30% 이상인 경우)<br><br>-보존적 치료 |
| | 감돈 치핵 | | -내치핵에 혈전이 많이 생겨 감돈 상태(항문 밖으로 빠져 들어가지 않는 상태)가 된 것이다.<br><br>-통증이 아주 심하다. | 수술 |

치질 해방, 거상 치질수술

치핵 환자 중 실제로 병원에서 수술하는 경우는 30%에도 미치지 못한다. 즉, 치핵 환자 70% 이상은 수술 없이 치질을 치료할 수 있다. 어느 질환이나 마찬가지지만 수술은 최후의 방법이다. 항문에 조금이라도 이상 증세가 보이면 진찰을 받고 치료해야 한다.

보통 치핵 치료는 보존적 치료와 외과적 치료로 나뉜다. 그리고 외과적 치료는 다시 비수술 치료와 수술 치료로 나누어진다.

## 1) 보존적 치료

1도, 2도의 초기 내치핵이나 가벼운 외치핵은 보존적 치료만으로도 증상이 좋아진다. 하지만 보존적 치료의 진정한 의미는 생활 습관의 개선을 통해 치핵의 증세를 호전시키는 데 있다. 따라서 이는 증상의

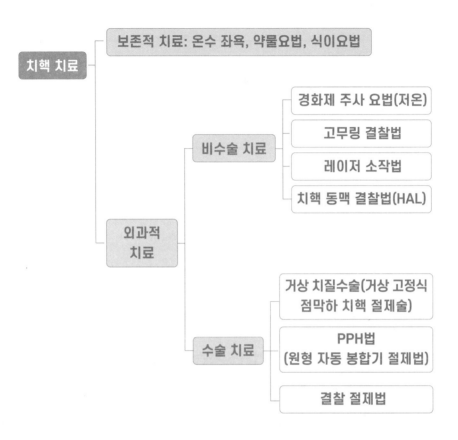

| 분류 | 치료법 |
|---|---|
| 내치핵 1도<br>내치핵 2도<br>내치핵 3도<br>내치핵 4도 | 보존 치료<br>결찰법<br>주사법<br>보존 치료, 수술<br>수술 |
| 감돈치핵 | 수술 |
| 외치핵 경증<br>외치핵 중증 | 보존 치료, 수술 |

## 개선 방법

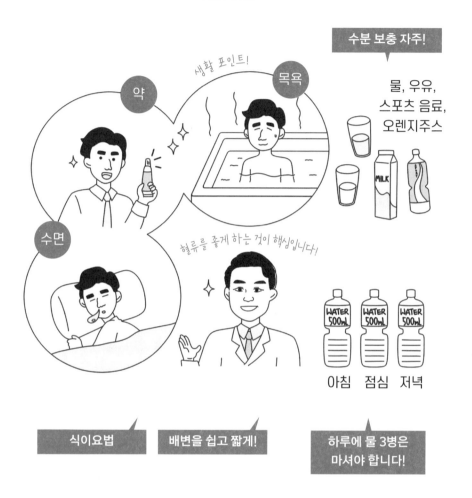

경중이나 수술 여부와 상관없이 항문의 건강을 위해 반드시 해야 하는 기본적 치료다. 보존적 치료에는 온수 좌욕, 약물치료, 식이요법, 배변 습관의 개선 등이 있다.

## ― 온수 좌욕

치질수술을 하지 않은 사람은 좌욕이 치핵 예방에 도움이 된다. 하지만 치질수술을 한 사람이 좌욕을 하면 항문 조직이 빠지고 붓기 때문에 오히려 역효과가 날 수 있다. 최근에는 치핵 환자에게 좌욕을 하지 말거나 2~3분 정도 짧게 하라고 권하고 있으며, 대신 비데나 샤워기를 이용해 가볍게 항문을 세정하라고 권한다.

## ― 약물요법

치핵 초기에는 약물요법 등 보존적 치료로 거의 완치가 가능하다. 수술해야 할 중증의 치핵 환자 역시 약물요법을 하면 증세가 많이 호전되기도 한다. 하지만 약은 잘못 사용하면 부작용이 있을 수 있으므로 반드시 의사의 처방을 받아 사용해야 한다. 특히 치질 연고 중에는 스테로이드 성분이 함유된 것이 많아 주의해야 하며, 장기간 사용할 때는 스테로이드 성분이 없는 연고를 사용해야 한다.

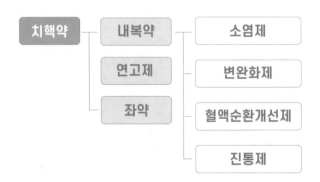

# 약은 의사가 진단 후에 처방

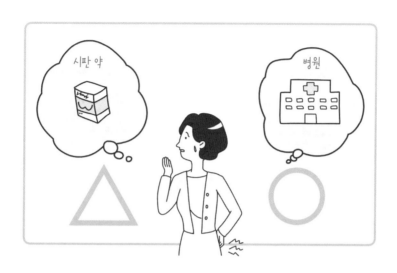

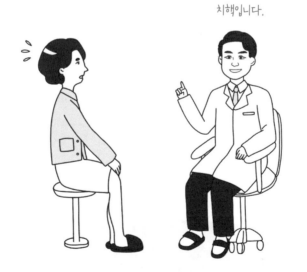

| 약의 효능 | |
|---|---|
| 내복약 | 연고 좌약 |
| 울혈 방지(혈액순환 개선) | 염증 억제 |
| 염증 억제 | 통증 경감 |
| 변완하제 | 상처 치유 |
| 통증 경감 | 감염 방지 |
| 출혈 방지 | 가려움증 치유 |

## 치질약은 3종류

| 내복약 | 연고 | 좌약 |
|---|---|---|
| | | |
| 소염제나 진통제, 항생물질 등 복용하는 약 | 바르는 타입과 주입기를 항문 내에 삽입해 연고를 주입하는 타입 | 고형의 약으로 항문 내에 삽입하기 쉽게 끝이 약간 뾰족하다. |

치질 해방, 거상 치질수술

# 치질 외용약의 사용 방법

| 좌약 | 연고(바르는 경우) | 연고(삽입하는 경우) |
|---|---|---|
| ① 좌약을 떼어낸다.<br>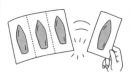<br>② 엄지와 검지, 중지로<br>좌약을 집는다.<br><br>③ 좌약을 항문에<br>천천히 삽입한다<br>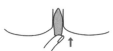<br>④ 좌약이 항문에<br>완전히 들어갈 때까지<br>검지손가락으로<br>좌약을 밀어 넣는다.<br>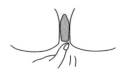 | ① 적당한 크기의<br>거즈에 연고를 짠다.<br><br>② 환부에 거즈를 대고<br>연고를 바른다.<br>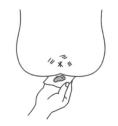 | ① 연고에 삽입관을<br>붙인다.<br>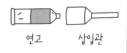<br>연고     삽입관<br>② 연고를 조금 짜서<br>삽입관에 바른다.<br><br>③ 항문 내에 삽입관을<br>깊숙이 넣어 연고를<br>충분히 짠다.<br>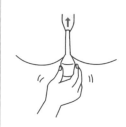 |

## — 식이요법(고섬유식)

1972년 비키트라는 의사는 식물성 섬유질이 많은 식사를 하면 치핵 뿐 아니라 변비나 대장암도 적게 발생한다고 발표했다. 고섬유식을 하면 섬유소가 수분을 충분히 흡수해 대변 양이 많고 부드러워져 변비가 없어지고, 배변이 원활해져 배변 시 힘을 덜 주게 되므로 치핵이 적게 발생한다.

식물성 섬유질이 많은 식품은 현미, 보리와 같은 곡류, 감자, 고구마, 콩과 김, 미역 등의 해조류, 배추, 무와 같은 채소류, 과실류, 버섯류 등이다. 결론적으로 고섬유식은 치핵을 예방할 뿐 아니라 치료 효과도 탁월하다.

## 2) 비수술 치료

### — 고무링 결찰법

치핵의 외과적 치료법 중 비수술 치료로 가장 많이 사용되는 방법이다. 늘어진 치핵을 고무링으로 꽉 조여 묶어서 혈액이 통하지 않게 차단하면 치핵 조직이 괴사되어 떨어져 나가는 원리다. 2도 내치핵을 치료할 때 사용하며 치핵 조직이 떨어져 나가는 데 걸리는 시간은 보통 1~2주 정도다. 이때 괴사된 치핵은 고무링과 함께 변에 섞여 배출된다. 시술이 간단해 입원하지 않고 치료할 수 있다. 통증이 심하지 않다는 장점이 있다. 고무링 결찰법은 너무 작거나 큰 치핵, 외치핵에는 사용할 수 없다.

치질 해방, 거상 치질수술

## 고무링 결찰기

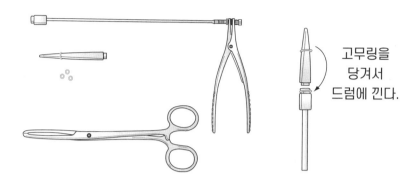

고무링을
당겨서
드럼에 끼다.

## 고무링 결찰법

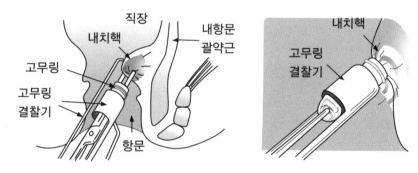

직장
내치핵
내항문
괄약근
고무링
고무링
결찰기
항문

내치핵
고무링
결찰기

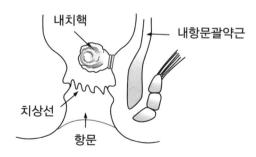

내치핵
내항문괄약근
치상선
항문

## ─ 경화제 주사 요법

내치핵이 진행되면서 출혈이 반복되는 경우 사용하는 방법이다. 내치핵에 혈액을 공급하는 동맥 부근에 경화제를 주사해 치핵이 단단해지도록 만든다. 주로 사용하는 경화제에는 페놀 아몬드 오일, 중국에서 주목받고 있는 쉬오치링(소치령), 일본에서 쉬오치링을 개량해 만든 지온 등이 있다. 주사는 주로 치상선 상방 직장점막에 놓기 때문에 통증이 거의 없으며, 시술 시간도 짧다. 주로 1도, 2도 출혈성 내치핵에만 사용하며 외치핵, 혈전성 외치핵, 치루, 항문주위농양, 치열 등에는 사용할 수 없다.

### 경화제 주사 요법

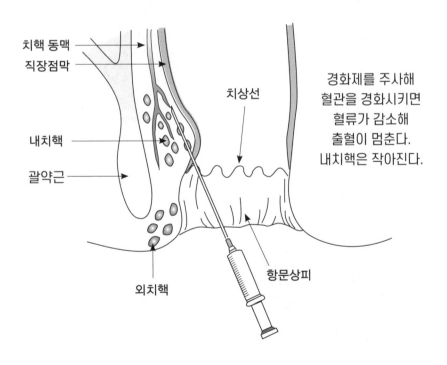

치핵 동맥
직장점막
치상선
내치핵
괄약근
외치핵
항문상피

경화제를 주사해
혈관을 경화시키면
혈류가 감소해
출혈이 멈춘다.
내치핵은 작아진다.

## ─ 레이저 치료법

레이저 광선은 전자파의 일종으로 열 작용과 절단 작용을 이용해 수술할 때 메스 대신 사용하거나 환부에 직접 쏘아 소각시킨다. 레이저 치핵 치료 방법은 크게 두 가지로 나눌 수 있다.

1. 레이저로 치핵을 태워 소각. 기화(Vaporization)시키는 방법
2. 칼 대신 레이저로 조직을 자르는 방법

작은 크기의 치핵은 레이저로 태우는 방법으로도 치료가 가능하나 3도, 4도 내치핵처럼 큰 치핵은 레이저로 조직을 자르는 방법을 사용해야 한다. 장점은 출혈이 적고 통증이 적다는 점이다. 그러나 미국대장항문병학회와 대한대장항문학회에서는 레이저 수술이 기존 수술에 비해 장점이 없다고 발표했다.

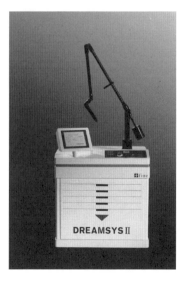

작은 치핵은 레이저를 이용해 소각하거나 칼 대신 레이저를 이용해 절개할 수 있다.

# 03.
# 치질의 진단

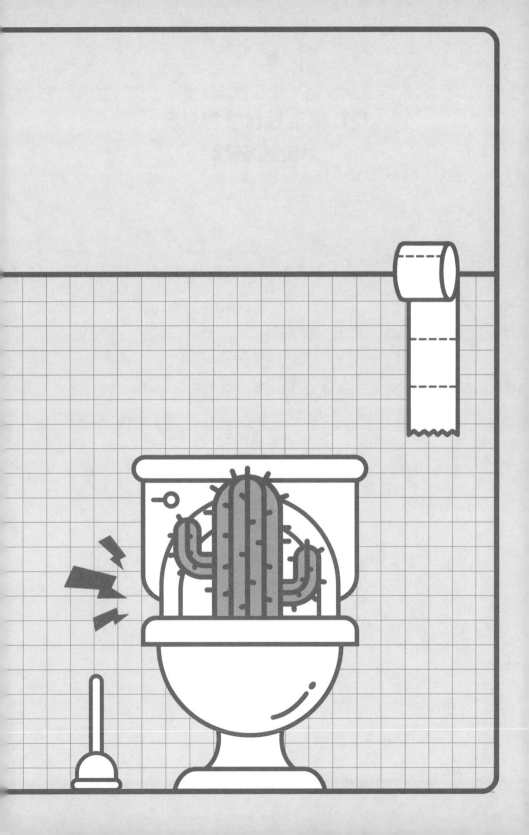

## Q1. 이런 증상이 있으면 치질인가요?

치질의 증상은 다음과 같다. 이 중 탈출, 출혈이 내치핵의 주된 증상이다.

① 탈출

② 출혈

③ 통증: 내치핵은 통증이 없고, 혈전성 외치핵은 통증이 있다.

④ 가려움증: 치핵 조직이 들락날락하며 점액이 항문 밖으로 나오고 가려움증이 생긴다.

⑤ 잔변감

⑥ 배변곤란증

치질 해방, 거상 치질수술

# 치핵(치질)의 증상

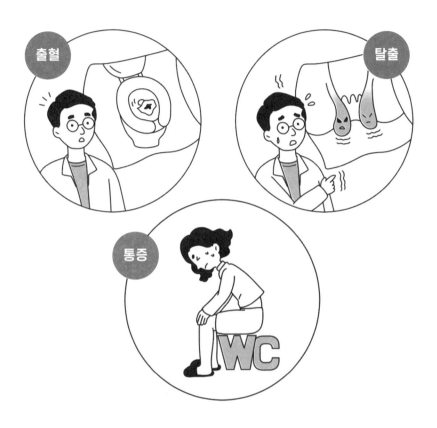

| 출혈 | • 배변 시 선홍색 붉은 피가 나온다. |
|---|---|
| 탈출 | • 2도 치핵은 배변 시에 항문 밖으로 빠지지만 배변 후 저절로 들어간다.<br>• 3도 치핵은 배변 후 손으로 집어넣어야 한다.<br>• 4도 치핵은 배변 후 손으로 넣어도 들어가지 않고 넣더라도 다시 빠진다. |
| 통증 | • 내치핵은 통증이 없다.<br>• 외치핵은 통증이 있다.<br>• 감돈 상태가 되면 통증이 심하다. |

"치질은 어떤 병원 무슨 과에서 진료와 치료를 받아야 할까?"

일반인들에게 질문을 던지면 쉽게 답이 나오지 않는다. 그래서 소위 돌팔이라고 하는 민간 요법사들이 가장 활개 치는 분야가 바로 항문 분야이다. 항문은 아주 예민하고 해부학적 구조가 복잡하며, 치아가 있는 입과 비슷한 구조로 되어 있다. 치아를 다루는 치과대학이 따로 있고, 선진국은 대장항문외과가 일반 외과에서 분리되어 있고, 우리나라도 대장항문외과가 일반 외과에서 거의 분리되어 가고 있는 중이다. 대한대장항문학회 회원도 2,000명이 넘고 있다.

치질이 있다면 대장항문과나 대장항문 전문 병원을 우선 찾는 것이 좋고, 이런 과가 없는 지방에서는 외과를 찾아도 된다. 우리나라 500병상 이상의 병원은 전체 항문 질환 환자의 1.7% 정도만 치료하고 있고 입원이 잘 되지 않아, 심한 항문 질환 경우엔 대장항문 전문

병원 치료가 유리한데, 이런 병원이 최종 3차병원 역할을 한다. 영국의 경우 세인트 막 병원은 50병상으로 소규모 병원이지만 대장항문 질환은 3차 진료 병원으로 분류되어 있다. 우리나라가 참고해야 할 사항이다. 반드시 수술해야 할 치핵 환자도 대학병원에서는 수술을 하지 않고 약만 주는 곳도 많다. 특히, 심한 감돈성 치핵이나 재발이 된 치루, 괴사성 근막염, 변실금, 변비 등은 항문 전문 병원에서 치료받는 것이 유리하다.

따라서 대한대장항문학회 회원인 외과의사라면 일단 안심할 수 있으며, 대장항문 전문 병원이나 항문과의원, 대학병원에서는 대장항문외과로 분리된 곳이 있으면 그곳에서 치료받고, 없으면 외과에서 치료받는 것이 좋다. 인터넷을 통해 병원 홈페이지 등을 참고하는 것도 도움이 된다.

## 진찰 체위

좋은 진찰 체위는 의사가 진찰하기 쉽고, 환자 입장에서는 부끄러움을 느끼지 않으면서 편안한 자세다. 항문 병원에서 진찰할 때 주로 하는 체위는 측와위와 쇄석위, 그리고 슬흉위가 있다.

### ─ 측와위(側臥位)

일명 '심스Sims 체위'라고 한다. 항문과 의사들이 가장 선호하는 체위로, 거의 70% 이상이 이 체위를 선택한다. 환자가 왼쪽으로 돌아누운 상태에서 둔부와 무릎을 충분히 구부려 항문 부위가 잘 보이도록 하는 자세다.

　이 체위의 장점은 환자가 자세를 취하기 쉽고, 오래 지속해도 무리

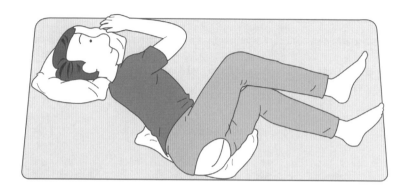

가 없다는 점이다. 또 환자가 부끄러움을 덜 느끼며(특히 여성 환자가 선호하는 체위), 의사와 환자가 대화하기가 쉽다.

## ─ 쇄석위(碎石位)

환자가 천장을 보고 누운 상태에서 머리와 엉덩이에 베개를 대고 양손으로 무릎관절 아래를 잡아당기는 자세로 환자가 수치심을 느낄수 있어 최근에는 거의 사용하지 않는다.

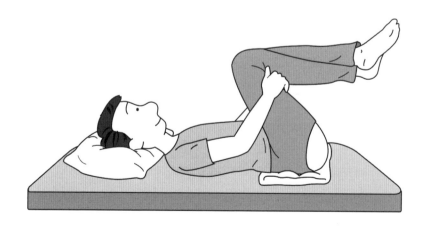

## ― 슬흉위(膝胸位)

환자가 진찰대에 엎드린 상태에서 무릎을 굽혀 엉덩이를 치켜든 자세다. 이는 둔부를 양쪽으로 당기지 않아도 시진이 용이하다.

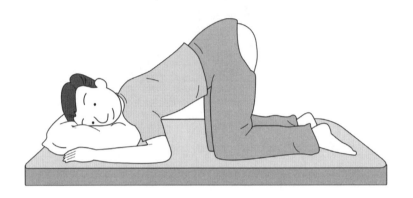

## ― 모의 배변 검사 체위

배변 힘주기 자세라고도 하는데 직장 탈출증이나 탈출성 치핵의 경우 많이 이용한다.

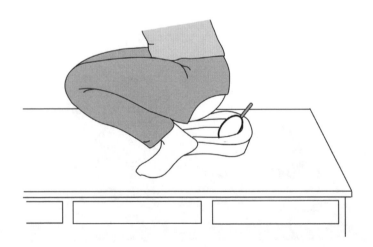

치질 해방, 거상 치질수술

## Q4. 치질 진찰은
## 어떤 순서로 받게 되나요?

항문 질환의 진찰은 항문뿐 아니라 직장까지 진찰하는 경우가 많다. 따라서 직장에 변이 차 있으면 진찰이 쉽지 않다. 그렇다고 변완하제나 관장을 하면서까지 직장을 비울 필요는 없다. 보통 진찰은 문진問診 → 시진視診 → 항문 수지 검사手指檢査 순서로 이루어진다.

항문외과의 진찰 과정은 다른 진료 과목과 조금 다르다. 일단 진료실의 배치가 다르고, 진료 시스템에도 차이가 있다. 이것은 환자의 프라이버시를 지켜주려는 병원 측의 배려이기 때문에 특별히 환자가 신경 쓸 일은 아니다.

### 문진

문진이란 말 그대로 환자에게 증상을 듣고 진찰하는 것을 말한다. 치핵 등 양성 항문 질환은 문진만 정확히 해도 병명을 짐작할 수 있다.

# 문진표

| 이름 | | 성별 | 남□ 여□ |
|------|--|------|---------|
| 연령 | 세 | 결혼 | 기혼□ 미혼□ |

년 월 일

| | | | | | | |
|---|---|---|---|---|---|---|
| 1 | 출혈 | 1. 있다(언제부터: ) 2. 없다 | | 9 | 복통 | 1. 있다 2. 없다 |
| | | 정도 | 1. 휴지에 묻는다 | | | 언제부터: |
| | | | 2. 뚝뚝 떨어진다 | | | 부위: |
| | | | 3. 뻗친다 | | | 정도: |
| | | 색 | 1. 새빨갛다 | 10 | 대장 항문 질환 병력 및 치료 | 병명: |
| | | | 2. 검붉다 | | | 언제: |
| | | 상태 | 1. 대변 전 | | | 어디서: |
| | | | 2. 대변에 섞여서 | 11 | 현재 다른 질환이 있는지 | 고혈압( ) 당뇨( ) 간장병( ) |
| | | | 3. 대변 후에 | | | 심장병( ) 결핵( ) 심장병( ) |
| | | | 4. 대변에 관계없이 | | | 혈우병( ) 빈혈( ) 성병( ) |
| 2 | 탈출 | 1. 있다(언제부터: ) 2. 없다 | | | | 갑상선질환( ) 부인과질환( ) |
| | | 정도 | 1. 항문 주위 전체 | | | 비뇨기과질환( ) 위장질환( ) |
| | | | 2. 항문 일부 | | | 천식( ) 기타( ) |
| | | 시기 | 1. 배변 시 | 12 | 약물에 대한 부작용 | |
| | | | 2. 쪼그리고 앉았을 때 | | 1. 있다(약물명: ) 2. 없다 | |
| | | | 3. 항상 | 13 | 요통 | 1.있다(병명: ) 2.없다 |
| | | 상태 | 1. 자연적으로 들어간다 | 14 | 평소에 다치면 피가 잘 멎었습니까? | |
| | | | 2. 손으로 밀어 넣는다 | | 1. 잘 멎는다 2. 잘 안 멎는다 | |
| | | | 3. 항상 나와 있다 | 15 | 현재 임신 중( ) 출산 횟수( ) | |

치질 해방, 거상 치질수술

| | | | | | |
|---|---|---|---|---|---|
| 3 | 통증 | | 1. 있다(언제부터: ) 2. 없다 | 16 | 술( ) 담배( ) |
| | | 어느 때 | 1. 배변 시  2. 배변 후<br>3. 항상 | 17 | 대장 항문 질환 가족력 |
| | | | | | 1. 있다(누구: 병명: ) 2. 없다 |
| | | 부위 | 1. 항문 주위 2. 항문 속 | 18 | 암에 대한 가족력 |
| | | 정도 | 1. 가볍게 아프다 | | 1. 있다(누구: 병명: ) 2. 없다 |
| | | | 2. 심하게 아프다 | 19 | 직업 : |
| 4 | 가려움 | | 1. 있다(언제부터: ) 2. 없다 | 20 | 희망<br>치료법 | 
| 5 | 항문종괴 | | 1. 있다(언제부터: ) 2. 없다 | | |
| 6 | 분비물 | | 1. 있다(언제부터: ) 2. 없다 | | |
| 7 | 변실금 | | 1. 있다(언제부터: ) 2. 없다 | | |
| 8 | 배변 | 횟수 | | | |
| | | 시간 | | | |
| | | 잔변감 | | | |
| | | 1. 정상 2. 변비 3. 설사<br>4. 변비, 설사 교체 | | | |

(20 희망 치료법 항목)
1. 가능한 약물
2. 필요하면 수술
3. 수술은 가능한 빨리
4. 수술 희망 시기( )
5. 대장 검사 희망 여부 (예 / 아니오)

(21 내원 동기 항목)
1. 지인 소개
2. 신문, 잡지, 인터넷, 건물, 광고 등
3. 집에서 가까워서
4. 타 병원 의사의 소개
5. 기타( )

환자가 문진표를 작성하고 의사가 중요한 사항을 다시 묻는 형태로 진료를 하는데, 사전에 문진표를 작성하면 서로 증상을 놓치지 않고 체크할 수 있으며 효율적으로 짧은 시간에 많은 진료가 가능하다.

대개 문진표에는 출혈, 통증, 탈출물, 부기, 가려움, 분비물, 변 상태 등을 기재하며 그 밖에 발열 여부와 다른 질환의 병력, 가족력, 생활 습관 등도 포함된다. 문진표를 쓰는 환자는 자신의 증상에 대해 정확하게 기재하는 것이 무엇보다 중요하다. 반면 간호사는 병원에 온 환자의 의도가 무엇인지 정확히 파악하고, 앞으로 받을 진료와 치료 방침을 설명해 준다.

문진표를 복사해 미리 체크한 후 의사에게 제출하면 짧은 진료 시간을 효율적으로 이용할 수 있다.

## 시진

의사가 눈으로 환자의 환부를 세밀히 관찰해 진찰하는 방법이다. 치핵 환자라 하더라도 시진을 통해 항문뿐 아니라 둔부, 항문 주위의

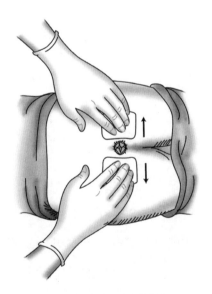

**항문 부위 시진법**

피부, 회음부 등을 두루 관찰한다. 치핵 외에도 다른 증상이 피부 밖으로 드러난 것은 아닌지 살펴보기 위해서다.

탈출한 내치핵과 외치핵은 시진만으로도 진단이 가능하다. 시진이 끝나면 의사는 수술이 필요한지, 보존 요법으로 치료가 가능한지 등 앞으로의 치료 방법을 정할 수 있다.

## 항문 수지 검사(촉진)

"대장항문과 의사는 손가락 끝에 눈이 달려 있어야 한다"라는 말이 있다. 그만큼 항문에 손가락을 넣어 진찰하는 항문 수지 검사는 항문 질환의 진찰 과정에서 핵심을 이루는 수기다. 그렇기 때문에 항문과 의사라면 어떤 경우라도 이 검사를 생략하지 않는다. 항문 수지 검사는 보통 의료용 고무 장갑이나 비닐장갑을 낀 손에 윤활제를 충분히 바른 다음 검지손가락을 항문관 안으로 넣어 검사하는 방법으로 매우 중요한 검사다.

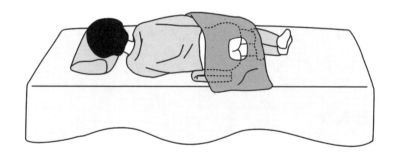

**항문 수지 검사 체위**

# 항문 수지 검사

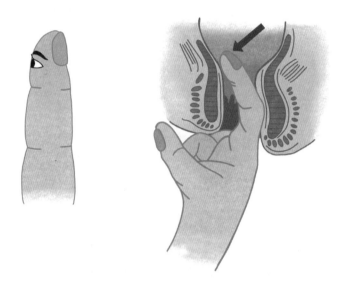

손가락에 고무 장갑을 끼고 젤리 등 윤활제를 바른 뒤 항문관
안으로 넣어 검사하는 방법으로 매우 중요한 검사다.


노련한 항문과 의사는 수지 검사 후 손가락 끝에 묻어 나오는 내용
물을 반드시 확인한다. 혈액이나 농, 혈성 점액, 묻어 나온 대변의 색
등을 보고 대장암이나 궤양성 대장염 등을 유추하고 이후의 검사, 즉
S상 결장경 검사나 대장내시경 검사 등이 필요한지 판단한다.


## 항문경 검사

항문관 안은 눈으로 살펴볼 수 없기 때문에 항문 수지 검사에 의존
하는 경향이 크다. 하지만 반드시 눈으로 확인해야 할 경우가 있는

데 그때 필요한 도구가 바로 항문경이다. 항문경의 종류에는 원통형, 2판형, 주걱형 등이 있으며 주로 사용하는 것은 원통형과 2판형이다.

항문경에 윤활제를 발라 조심스럽게 항문관 안으로 밀어 넣어 항문 수지 검사 시 이상을 느꼈던 부위를 눈으로 확인한다. 환자 입장에서는 도구를 항문으로 집어넣기 때문에 무척 아플 것 같지만, 실제로는 항문 수지 검사 때보다 편안하다.

**항문경**

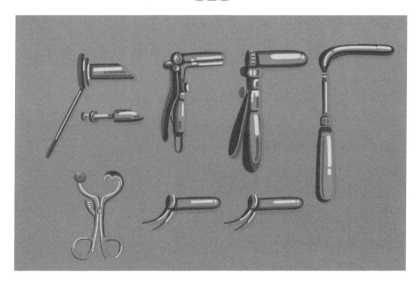

## 대장내시경 검사

출혈이 있는 치질 환자는 대장내시경 검사를 받아보는 게 좋다. 항문 출혈의 3%는 대장암이 원인이기 때문이다. 단, 최근 2년 내에 대장내시경 검사를 받아 정상 판정을 받은 사람은 하지 않아도 된다.

대장내시경 검사는 항문을 통해 대장으로 대장내시경을 넣어 관찰하며, 검사 시 대장 용종(폴립)이 발견되면 즉시 떼어낸다. 대장암 조직검사에도 활용한다. 대장암이나 궤양성 대장염 등 대장 질환이 의심되는 환자는 정확한 진단을 위해 반드시 거쳐야 할 검사다.

검사 전날 하제를 투여하거나 복용해 장을 깨끗이 비운 후 검사를 실시하며, 소요 시간은 대략 5~20분 정도다. 검사 중 약간의 통증을 느낄 수 있지만, 미리 진정제나 진통제를 주사하고 수면 상태에서 검사하기 때문에 통증을 느끼는 일은 거의 없다.

대장조영술(대장 X선 검사)은 간편하게 할 수 있는 검사지만 진단 정확성이 떨어져 정확한 진단을 하기 위해서는 대장내시경 검사를 하는 것이 좋다.

## 대장내시경 검사가 필요한 경우

**1. 진단**
- 분변 잠혈 반응에서 양성으로 나올 때
- 대장조영술(대장 X선 검사)에서 대장암이나 대장염 등 병변이 보일 때
- 하혈, 혈변 등 출혈 증상이 뚜렷이 나타날 때
- 정기검진을 통해 대장암을 조기에 발견하고자 할 때

**2. 대장암 수술 방식의 결정과 수술 여부를 판단할 때**

**3. 대장염의 경과를 관찰하고 치료 효과를 판정하고자 할 때**

**4. 대장 용종(폴립)의 제거와 지혈 등 대장과 관련된 모든 질환**

**5. 직계 가족에게 암이 있을 때**

치질 해방, 거상 치질수술

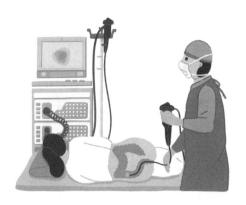

항문을 통해 대장내시경을 넣고 모니터를 통해 대장 내부를 전부 검사한다.

## 치질로 생각했는데 대장암

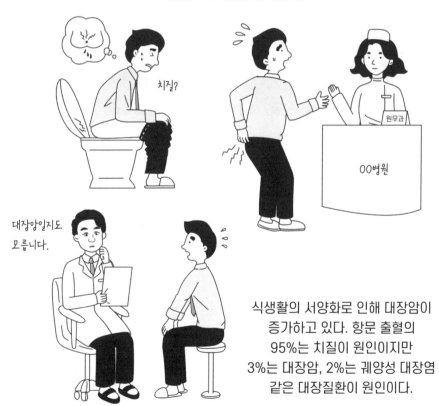

치질?

원무과

OO병원

대장암일지도
모릅니다.

식생활의 서양화로 인해 대장암이
증가하고 있다. 항문 출혈의
95%는 치질이 원인이지만
3%는 대장암, 2%는 궤양성 대장염
같은 대장질환이 원인이다.

# 대장내시경으로 촬영한 대장

| 대장용종 | 대장암 |
|---|---|
| | |
| | |

# 대장내시경으로 용종 제거

## 대장내시경 검사

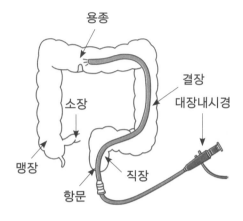

용종
결장
대장내시경
소장
맹장
직장
항문

## 용종절제술(Polypectomy)

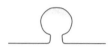

① 대장내시경으로
용종을 확인한다.

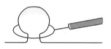

② 대장내시경 관에서 꺼낸
올가미(스네어)를 용종에 건다.

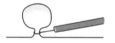

③ 올가미(스네어)에
고주파 전류를 내보내어
용종을 절제한다.

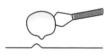

④ 겸자로 용종을 떼낸다.

## 내시경적 점막 융기 용종절제술(EMR)

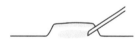

용종이 펑퍼짐하게 넓게 위치하면
식염수를 주입해 부풀린 후
올가미(스네어)로 절제한다.

# 04.
# 수술 후 치료

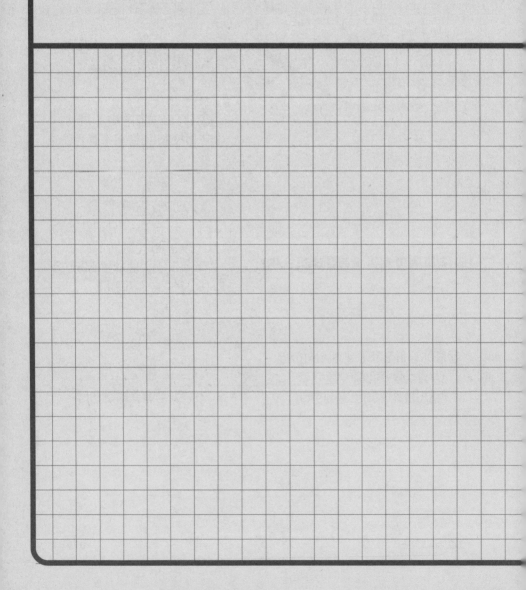

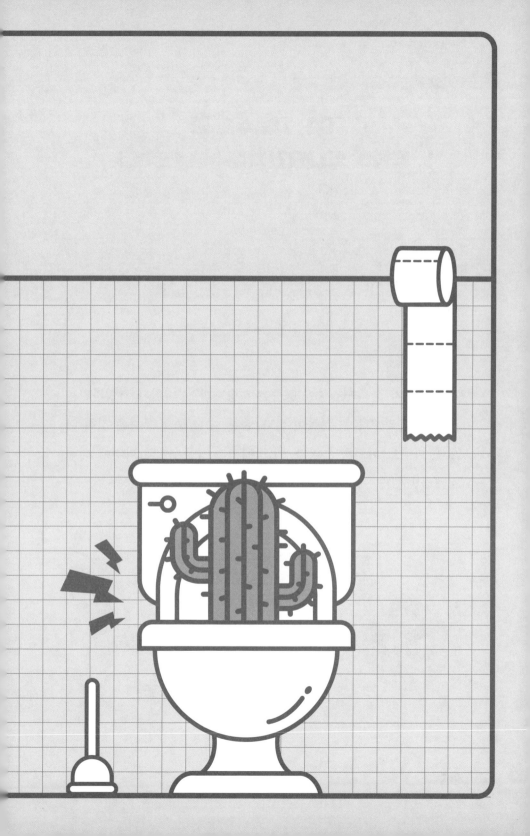

# Q1. 치질수술 중 통증이 있나요?(치질수술 마취법)

치질 환자 중 "수술 중에 통증은 없습니까?" "마취가 위험하지는 않을까요?"라고 묻는 분들이 많다. 물론, 수술 중에 통증은 전혀 없으며, 마취도 위험하지 않다. 이 장에서는 항문수술의 마취에 대해 소개해 보겠다.

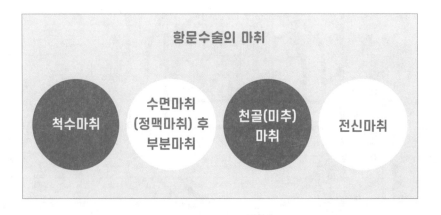

**항문수술의 마취**

척수마취 | 수면마취(정맥마취) 후 부분마취 | 천골(미추)마취 | 전신마취

## 치질수술에 이용되는 마취법의 경로

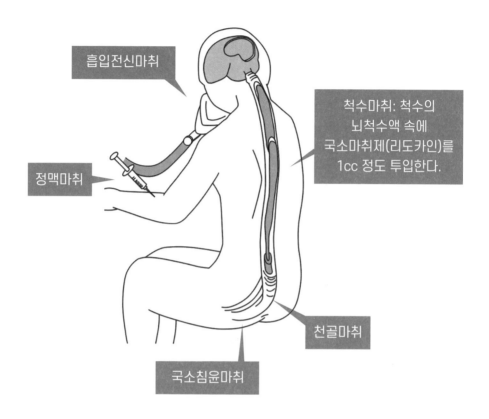

흡입전신마취

척수마취: 척수의 뇌척수액 속에 국소마취제(리도카인)를 1cc 정도 투입한다.

정맥마취

천골마취

국소침윤마취

## 1) 척수마취

항문수술 시 가장 많이 이용되는 간편한 마취법이다. 척수마취는 허리 부분의 제 3, 4요추 사이나 제 4, 5요추 사이에 얇은 바늘로 주사를 놓은 후 그곳으로 리도카인 마취약제를 1cc 주입하면 하반신이나 항문 주위 통증을 느끼지 못하는 마취법이다. 전시마취에 비해 간단하며 간이 좋지 않은 환자에게도 부담 없이 이용할 수 있다.

임신 말기의 임산부가 항문 전 주위에 치핵 조직이 빠져나와 환납

이 되지 않아 수술이 불가피한 경우 태아에 영향을 거의 주지 않는 마취법이다. 척수마취 후에는 미다졸람, 프로포폴을 정맥주사로 놓고 수면하게끔 해준다. 금식이 제대로 되지 않으면 정맥 수면마취제를 사용할 수 없다.

척수마취를 하지 못하는 경우도 있다.

① 항응고제를 쓰고 있는데 (심장 스텐트를 받은 경우 등) 5일 정도 중단하지 못한 경우
② 허리 통증이 심하거나 허리 수술을 한 환자
③ 협조가 되지 않는 환자(치매, 소아)

척수마취를 하지 못하면 정맥마취 후 부분마취로 돌려야 하는데 금식이 제대로 되지 않으면 할 수 없다. 수술받을 환자는 당일 8시간 금식을 요한다. 단 순수한 물은 한두 모금 정도 먹을 수 있다.

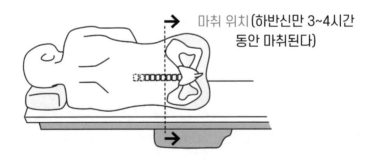

마취 위치 (하반신만 3~4시간 동안 마취된다)

**저위척수마취법**
이와 같은 자세에서 허리 부근에 주사를 맞으면 척수마취가 된다.

치질 해방, 거상 치질수술

## ― 안장마취

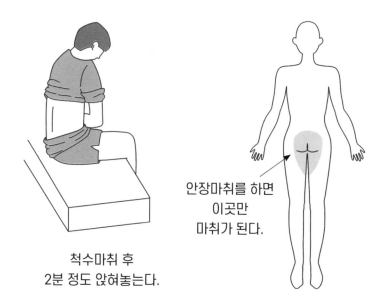

척수마취 후
2분 정도 앉혀놓는다.

안장마취를 하면
이곳만
마취가 된다.

안장마취는 척수마취의 일종으로 그림과 같이 척수마취를 한 후 2분
정도 앉혀 놓는다. 그러면 말을 탔을 때 안장이 닿는 부위인 회음부,
즉 항문과 성기 부근이 마취가 된다. 안장마취는 항문수술에 많이 이
용되고 있으며 마취약도 소량(1cc)만 필요하고 부작용이 적다. 안장
마취 후에는 그림의 표시 부위만 마취가 되고 다리는 움직일 수 있으
며 수술 중 통증은 전혀 없다.

단, 척수마취 후에 3% 정도는 두통이 있을 수 있다. 이 두통은 누
워 있으면 느끼지 못한다. 척수마취 후 대부분은 바늘 구멍이 금방
막히지만 일부에서 막히지 않아 뇌척수액이 소량 새서 생기는 현상
으로 이를 방지하기 위해 수술 당일에는 되도록 누워 있을 것을 권한

다. 누워 있을 때는 느끼지 못하고 앉거나 서 있으면 두통을 느껴서 누워 있을 것을 권장하고 수분 섭취를 많이 하도록 한다. 이 두통은 5일이면 없어진다. 두통이 생기면 허리에 베개를 받치고 2시간 정도 똑바로 누워 있게 해 척수 바늘 구멍이 막히면 통증이 없어진다.

## ━ 잭나이프 체위(항문수술 받는 체위)

잭나이프 체위는 치질수술을 받을 때 가장 많이 이용되는 수술 체위이다. 이 체위의 마취법으로는 척수마취가 가장 편하다. 척수마취는 수술 중에 통증이 전혀 없고 항문 부위가 이완되어 수술을 편하게 받을 수 있다. 수술 후에도 3~4시간은 통증이 없다.

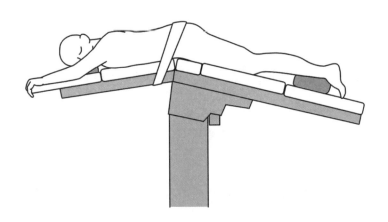

## 2) 수면마취(정맥마취) 후 부분마취

항문 주위 네 곳 정도에 리도카인 같은 마취제 주사를 맞으면 부분마취가 되어 치질수술을 통증 없이 쉽게 할 수 있다. 부분마취의 단점

치질 해방, 거상 치질수술

은 주사를 맞을 때 통증을 느끼는 것이므로 마취제 주사 전에 미다졸람, 프로포폴을 정맥주사해 3분 정도 수면을 유도한 후 부분마취를 하면 주사 시 통증을 느끼지 않는다. 척수마취가 두려운 환자나 척수마취를 할 수 없는 환자에게는 이 마취법이 적격이다. 환자들은 척수마취 주사 시에 공포감을 느낄 수 있어 이 마취법을 더 선호한다.

수술실에 들어와 수술 체위를 잡으면 마취(5% 리도카인) 연고를 항문 주위에 바른다. 미다졸람 2cc, 프로포폴 4~6cc로 수면을 유도한 후 에피네프린이 섞인 0.5% 리도카인을 12시, 3시, 6시, 9시 방향에 5cc씩 주사한다. 주사를 심층 3cm 깊이, 중간층 2cm 깊이, 표재층 1cm 깊이에 나누어 놓는다.

## 국소마취 방법

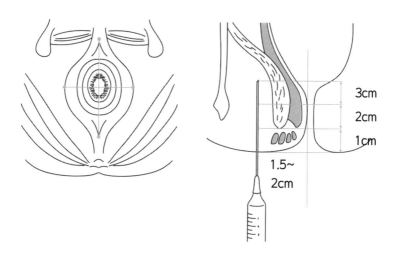

## 3) 천골(미추)마취

경막외 마취로 항문수술에 많이 이용되고 있다. 꼬리뼈, 즉 천골각 사이의 천골열공에 주사침을 넣고 2% 리도카인 15~20ml를 희석해 경막외 공간에 집어넣으면 10분 정도 후 마취가 된다. 두통이나 소변을 보기 힘든 합병증은 적지만 마취가 잘 되지 않는 비율(약 5%)이 높고 주사 후 10분을 기다려야 마취가 완전히 된다는 단점이 있다.

**미추(천골)마취 시 주사침을 찌르는 부위**

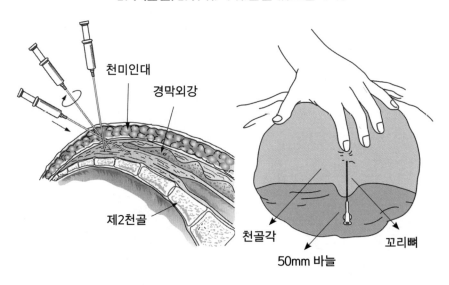

천미인대
경막외강
제2천골
천골각
50mm 바늘
꼬리뼈

## 4) 전신마취

일본과 우리나라 등에서는 항문수술 시에 척수마취나 미추마취를 선호하지만 미국과 유럽에서는 전신마취를 선호하는 곳이 많다. 전신마취는 기화된 마취약을 흡입시켜 마취하는 흡입마취를 주로 실

치질 해방, 거상 치질수술

행한다. 요즘 쓰는 흡입마취약(세보플루란, 데스플루란)은 더 안전해졌다. 이 약제는 액체지만 기화기를 이용해 일정한 속도로 기화시켜 흡입하게 된다.

수술 중에 혈압, 맥박이 모니터에 나타나기 때문에 전신마취 중에 위험한 일은 거의 없고 안전한 마취법이다. 간이 좋지 않은 환자나 고혈압, 폐질환, 심장질환이 있는 환자는 전신마취 시 주의를 요하므로 병원에서 미리 검사를 실행한다.

# Q2. 치질수술 후 통증이 심한가요?

치질수술 후 통증은 환자들이 수술을 두려워하는 가장 큰 원인이다. 최근 치질수술법이 과거보다 많이 개선되고 통증 제어 기술이 발전되어 수술 후 통증이 크게 줄었지만 신경이 많이 분포된 곳이라 수술 후 며칠 간은 통증이 있는 것도 사실이다. 하지만 통증 제어법 즉, 통증조절펌프, 진통제 주사, 먹는 진통제 등으로 통증은 쉽게 제어 가능하다.

## 1) 통증의 피크 시기와 기간

수술 후 통증은 개인차가 있고 방법에 따른 차이가 있으나, 대개 심한 통증을 느끼는 환자가 25%, 중등도 내지 경도의 통증을 느끼는 환자가 50%, 통증이 거의 없는 환자가 25% 정도 된다. 치질수술 후

치질 해방, 거상 치질수술

통증은 크게 수술통과 배변통으로 나눌 수 있다. 치질수술 후 통증이 가장 심한 시기는 수술 후 24시간 이내로 수술로 인한 통증이고 90%의 환자가 통증을 호소한다. 대부분 수술 당일에 통증을 제일 심하게 호소하며 배변 시에도 통증을 느끼게 된다. 배변 시 느끼는 통증은 수술 후 7일 정도 이후에 조금씩 경감되는 양상을 보인다.

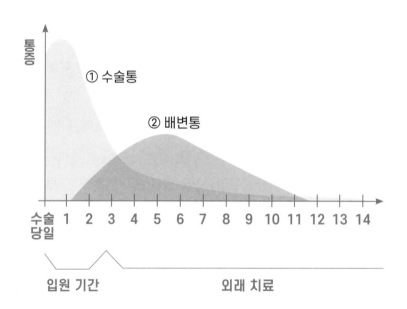

시기별 통증의 종류

## 2) 수술통

수술 후 통증은 마취가 깨는 4~5시간 뒤부터 느끼며, 수술 당일에 통증이 가장 심하고 수술 후 2일째는 통증이 반 이하로 줄고 수술 후

3일째는 더 줄어든다. 이 기간 동안은 통증조절펌프로 통증을 줄여 준다. 수술창에 부기가 있으면 통증도 더 심하고 오래간다. 대개 2주 이후에는 통증을 거의 느끼지 못한다.

## ─ 통증의 원인

통증의 원인은 완전히 확실하게 규명되지는 않았지만 다음이 원인 으로 추정된다.

① 항문내괄약근의 수축
② **수술 직후 항문에 삽입한 과도한 팩킹**: 수술 직후 지혈을 위해 항문 에 팩킹을 하는데, 이것이 통증을 유발한다.
③ **창상 조직의 부종**: 창상의 지혈이 불충분하거나 림프액 등 분비물에 의해 부종이 생기면 통증이 유발된다.
④ **수술창의 감염**: 수술창이 감염되어 농양이 생기면 통증이 유발된다. 이럴 때는 과감히 절개술을 해야 한다.
⑤ **창상 치유 부전으로 인한 치열**: 치핵수술 후 치열이 종종 생기며, 이 럴 때는 보존적 치료를 우선 시도해 보지만 치열이 치유되지 않으면 내괄약근절개술 등 치열수술을 해야 한다.

치핵수술 후 발생하는 통증을 경감시키기 위해 많은 노력이 있었 고 과거에 비해 많은 진전이 있긴 하지만 아직도 일부 환자는 심한 통증을 호소하고 심지어 의사를 원망하는 경우도 있다.

치질 해방, 거상 치질수술

# 3) 배변통

배변통은 배변 시나 배변 후에 통증이 생기는 것으로 변이 나오면서 수술창을 자극하거나, 변이 수술창에 묻어 내괄약근 수축을 유발시켜 통증이 오는 것으로 배변 후에도 지속된다. 대개 수술 후 2일째부터 배변을 하게 된다.

첫 배변의 통증이 심하고 배변 후에도 20~30분 통증이 지속되기가 쉽다. 배변 30분 전에 진통제를 1알 복용하거나 마취연고(치쏙, 치치엔)를 손으로 항문에 조금 바른다. 연고를 바른 후 5분이 지나면 피부에 감각이 없어지고, 20분이 지나면 항문관 전체가 마취되어 배변 중이나 배변 후에도 통증을 거의 느끼지 않는다.

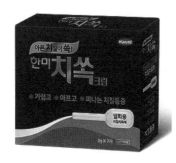

한미치쏙크림

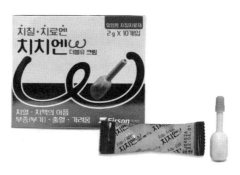

치치엔더블유크림

수술 후 3주가 지나면서 항문의 협착이 생겨 미세한 통증이 오는 경우가 있으며, 그 이후 수술창이 치유되지 않아서 치열이 생겨 통증이 생기기도 한다. 배변통은 수술 후 2~3일째에 배변을 시작하면서 통증을 느끼는 것인데 수술통이 감소한 후에도 다시 통증의 피크를

경험하게 되는 원인이 된다. 환자들이 수술 후 통증이 언제까지 지속되냐고 묻는 경우가 많은데 10일 정도 지속된다.

## 4) 통증 관리

### ─ 통증조절펌프

진통제가 아주 소량씩 지속적으로 혈관 속으로 들어가 통증을 적게 느끼게 된다. 통증이 심할 때는 버튼을 누르면 진통제가 더 들어가 통증 제어가 쉽다. 대개 비용이 8~12만 원 정도이며 통증이 심한 사람은 퇴원 시 적은 비용으로 약물만 리필하고 통증조절펌프를 갖고 퇴원할 수 있다.

**정맥 내 약물주입펌프**

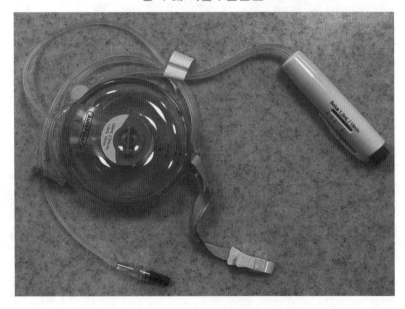

## ─ 진통제 주사

그럼에도 통증이 있으면 진통제(소염, 진통) 주사를 맞는다. 주사 후 3시간은 통증이 거의 없다. 통증이 너무 심하면 마약성 진통제(데메롤) 주사를 맞거나 마약성 진통제를 복용하면 통증이 줄어든다.

## ─ 먹는 진통제

많이 쓰는 약으로 아세트아미노펜 계통의 타이레놀®, 서스펜®, 게보린®이 있다. 한 단계 더 강력한 약은 이부프로펜, 케토프로펜 등이고 한 단계 더 강력한 약은 약한 마약인 코데인이 20mg 섞여 있는 마이폴®, 타코펜®, 트리돌® 등이 있는데 치질수술 후 환자에게 많이 사용한다. 치질수술 환자에게는 잘 사용하지 않지만 더 센 마약은 모르핀으로 된 엠에스콘틴 서방정이 있고 펜타닐 패치제(제로제식 패치제)도 있다.

### 경구 투여 진통제 종류

| 1단계 | 가벼운 진통제 | 아세트아미노산(타이레놀®)<br>아스피린 |
|---|---|---|
| 2단계 | 비스테로이드성<br>진통소염제 | 이부프로펜(부루펜®)<br>나프록센<br>아스피린 |
| 3단계 | 약한 마약성 진통제 | 코데인<br>트라마돌(트리돌®) |
| 4단계 | 강한 마약성 진통제<br>(암에 주로 사용, 치질에는<br>잘 사용하지 않는다) | 모르핀 서방정(엠에스콘틴®)<br>펜타닐(패치제)<br>데메롤(주사제)<br>옥시코돈 |

## Q3. 치질수술은 비용이 얼마나 드나요?

치질수술 시 비용은 크게 세 가지로 나뉜다. 외래에서 하는 사전검사 비용과 대장내시경 검사 비용, 입원비를 포함한 수술 비용이다.

## 1) 외래 사전검사 비용

| 혈액, 소변, 흉부 엑스레이, 심전도 등 기본 검사 | 복부 초음파, 항문 초음파 검사 | 항문 기능 검사 (항문 내압 검사, 배변 조영술) |
| --- | --- | --- |

세 가지 검사를 다 하면 25~30만 원의 비용이 든다. 수술에 필수적인 기본 검사만 하면 5만 원 이하지만 초음파 검사나 항문 기능 검사도 치질수술 환자에게 유용한 검사이며 치질수술을 받으러 왔다가 신장암, 간질환, 췌장암 등이 발견되기도 한다.

치질 해방, 거상 치질수술

### 외래 사전검사 비용

| 항목 | 본인 부담 비용 |
|---|---|
| 일반 진단 검사(CBC, 출혈) | 25~30만 원 |
| 일반 화학 검사(간기능, 전해질) | |
| 감염 검사 | |
| 기능 검사(직장 수지 검사, Manometry) | |
| 내시경(직장경 검사) | |
| 초음파(복부 초음파, 항문 초음파) | |
| 방사선(흉부) | |

## 2) 대장내시경 검사 비용

최근 2년 안에 대장내시경 검사를 했으면 하지 않아도 된다. 그러나 출혈이 있어 대장암이나 궤양성 대장염, 크론병이 의심되거나, 과민성 대장 증상이 있으면 해보는 게 좋다. 수면마취를 병행하면 본인부담금 20만 원, 비수면이면 본인부담금이 10만 원 정도 든다.

## 3) 입원비를 포함한 수술 비용

병실료 차액, 수술비, 입원비로 구성된다. 병실료 차액은 다인실은 기본 의료보험 본인부담액밖에 들지 않는다. 2인실은 의료보험이 적용되어 본인부담액이 3만 원 정도, 1인실은 의료보험 적용이 되지 않으며, 1박 15~30만 원 든다. 수술비를 포함한 입원비는 의료보험일 때 포괄수가제(DRG, 질병에 따라 입원해서 퇴원할 때까지 발생하는 비용이 일정한 금액인 제도)로 계산된다.

## — 당일 수술(6시간 입원)

당일 수술은 비교적 간단한 수술로 마취는 부분마취나 수면 후 부분마취를 이용하며, 수술 후 6시간 정도 침상에서 안정 후 퇴원하는 수술이다. 비용은 5인실을 이용하면 18만 원, 2인실을 이용하면 20만 원 정도다.

### 당일 수술 비용 (6시간 입원)

| 항목 | 입원일 | 본인 부담 비용 | 비고 |
|---|---|---|---|
| 치핵(근치술) | 1일(당일) | 20만 원(2인실) | 식대, PCA (미포함) |
| | | 18만 원(5인실) | |

## — 입원 수술

입원하는 치핵수술은 대개 1박 2일이나 2박 3일 소요된다. 치핵 근치수술의 경우 다인실(5인실)을 이용하면 식대와 통증조절펌프 비용 포함해 1박 2일에 30만 원, 2박 3일에 35만 원 정도가 든다. 간호간병제를 실시하는 병원에서는 1박당 10만 원 정도가 추가된다. 2인실을 이용하면 병실료 차액이 보통 하루에 3만 원 추가되고, 1인실은 1일당 10~30만 원 추가되나 항문 전문 병원은 대개 25만 원 정도 추가된다. 원형 자동 봉합기PPH를 이용하면 3만 원 정도 추가된다. 치루수술은 치핵 근치수술 비용과 같고, 치열수술은 치핵 근치수술 비용보다 2~3만 원 저렴하다.

치질 해방, 거상 치질수술

# 입원 수술 비용

★ 하기 비용은 어림 계산입니다. 병원에 따라 금액이 달라질 수 있습니다.

| 항목 | 입원일 | 본인 부담 비용 | 입원일 | 본인 부담 비용 | 비고 |
|---|---|---|---|---|---|
| 치핵<br>(근치술) | 1박<br>2일 | 54만 원(1인실)<br>34만 원(2인실)<br>30만 원(5인실) | 2박<br>3일 | 82만 원(1인실)<br>41만 원(2인실)<br>35만 원(5인실) | 식대,<br>통증조절펌프<br>비용 포함<br>(간호간병제<br>비용 미포함) |
| 치핵<br>(원형 자동<br>봉합기PPH<br>를 이용한<br>경우) | 1박<br>2일 | 56만 원(1인실)<br>37만 원(2인실)<br>33만 원(5인실) | 2박<br>3일 | 85만 원(1인실)<br>44만 원(2인실)<br>38만 원(5인실) | |
| 치루 | 1박<br>2일 | 53만 원(1인실)<br>34만 원(2인실)<br>30만 원(5인실) | 2박<br>3일 | 82만 원(1인실)<br>41만 원(2인실)<br>35만 원(5인실) | |
| 치열 | 1박<br>2일 | 51만 원(1인실)<br>32만 원(2인실)<br>25만 원(5인실) | 2박<br>3일 | 80만 원(1인실)<br>49만 원(2인실)<br>32만 원(5인실) | |

이외에 병원 물품 비용(수건, 세면도구, 슬리퍼, 등)이 추가될 수 있으나 1~2만 원 정도로 크게 부담은 없다.

# 외래, 수술 설명서

**병명**

**치핵**

**치열**

**항문주위농양**

**치루**

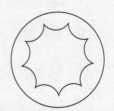

**수술 방법**

**치핵 근치술(거상 치질수술)**

**치핵 절제술(거상 치질수술)**

**치열 근본수술**

**항문주위농양 배농술**

**항문주위농양 시톤술**

**치루 근치술**

**치루 시톤술**

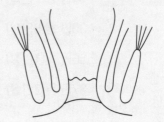

**마취법**

**척수마취**

**수술 일정**

**월, 수: 오전10:30**

**금: 7:30**

**입원 기간**

**1박 2일~2박 3일**

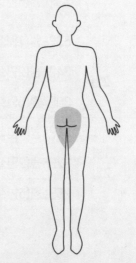

**비용**

사전검사: 약 25만 원
(혈액, 소변, 심전도, 흉부엑스레이,
복부 초음파, 항문 초음파, 항문 기능 검사,
필요 시 배변 조영 촬영)

**총 비용**

1인실 사용 시: 약 70만 원
2인실 사용 시: 약 41만 원
3인실 사용 시: 약 40만 원
5인실 사용 시: 약 35만 원

치질 해방, 거상 치질수술

## 수술 후 통증

수술법의 급속한 발전 덕분에 예전처럼 수술 후 심한 통증을 호소하는 경우는 적으며, 전신마취는 깨어난 후 곧 통증을 느끼지만, 척수마취는 수술 후 3~4시간 동안은 통증이 없다. 과거에는 몇시간 간격으로 진통제를 맞았지만 최근에는 진통제가 소량씩 지속적으로 들어가 통증을 제어하는 지속적 통증조절펌프PCA를 사용하며 수술 후 통증이 많이 줄었다. 그래도 아프면 진통제 주사를 맞거나 진통제를 복용한다.

간혹 진통제를 사용하면 상처의 회복이 늦어진다고 생각하는 환자가 있는데, 실제로는 아무 상관관계가 없다. 그러므로 통증이 있으면 참지 말고 진통제를 복용하거나 주사를 맞는 것이 좋다. 몸에 힘을 빼고 편안한 자세로 누워 재미있는 책을 보거나 좋아하는 음악을 듣는 등 관심을 돌리면 통증도 한층 가벼워진다.

## 수술 당일

척수마취를 한 경우 3시간 정도는 통증이 없다. 수술 후 3시간은 마취가 덜 풀려서 걸을 수 없고, 그 이후에 걸을 수 있는데 화장실 가는 일을 제외하고는 침상에서 천장을 바라보며 똑바로 누워 있는 것이 좋다. 베개는 되도록 낮은 것을 사용하고, 허리에 베개를 받치면 항문 부위를 높이는 데 도움이 된다.

수술 당일에는 소변 보는 것을 힘들어하는 환자들이 많다. 항문을 조이는 항문 거근이 요도도 조이는데, 항문이 아파서 힘을 주면 항문 거근이 수축되고 요도도 같이 수축되기 때문이다. 소변이 잘 나오지 않을 때는 카테터를 요도를 통해 방광에 넣어 도뇨를 통해 빼내기도 하지만 좌욕을 한 후 소변을 보면 효과가 있다.

대변을 보고 싶은 느낌이 드는 환자도 많은데, 이는 수술 후 항문이 부어서 받는 느낌으로, 대변이 차 있는 것으로 뇌가 착각하기 때문이다. 수술 당일은 대변을 참는 것이 좋다. 화장실에 가도 변은 나오지 않고 헛고생만 하기 쉽다. 대개 저녁 식사로는 죽을 준다.

## 수술 다음 날

수술 다음 날은 거동이 가능하며, 가볍게 움직일 것을 권한다. 앉아 있으면 항문에 통증을 느낄 수 있어 치질 방석을 깔고 앉는 게 좋다.

수술 다음 날 아침부터는 일반 식사를 한다. 배변 시 통증이 두려워 식사를 하지 않거나 조금만 먹는 환자들이 있는데 변의 양이 적으면 오히려 배변이 잘 되지 않아 고통이 따를 수 있다. 그러므로 수분

치질 해방, 거상 치질수술

과 식이섬유가 많이 함유된 음식을 섭취해 변을 부드럽게 만들어야 한다. 배변을 원활하게 해야 배변 시 고통을 줄일 수 있다.

예전에는 온수 좌욕을 20분씩 하길 권유했으나 최근에는 권장하지 않는다. 통증은 완화되지만 항문이 붓는 경우가 많기 때문이다. 배변 후에는 비데로 세척할 것을 권장한다.

## 수술 후 2~3일째

수술 후 1~2일이 지나면 배변을 할 수 있다. 수술 다음 날부터 섬유소로 된 변완화제로 아기오Ⓡ, 콘실Ⓡ 등의 차전자피(질경이씨 껍질) 제품을 복용한다. 이 시기에 배변이 부드러워지면 성공이다.

3일째가 되면 더욱더 적극적으로 배변을 해야 한다. 장운동에 의한 배변이 없으면 관장을 하기도 하지만 수분을 충분히 섭취하고 변의가 있을 때 놓치지 말고 배변을 하는 것이 중요하다. 배변 후에는 비데나 샤워기를 이용해 상처를 청결하게 유지한다.

수술 상처는 봉합되어 있지만 배변 시 힘이 가해지면 벌어지기 쉬워 화장지에 한두 방울 묻는 소량의 출혈이 있을 수 있다. 만약 다량의 출혈이 있으면 특별한 치료가 필요할 수도 있다.

## 수술 후 7일째

수술 후 일주일 정도가 지나면 배변 횟수가 정상으로 돌아오고, 통증이나 출혈도 적으며 변이 통증 없이 부드럽게 나오기 시작한다. 단,

설사를 할 경우 즉시 치료해야 한다. 수술창이 오염되어 회복이 늦어질 수 있기 때문이다. 이때도 항상 항문은 청결히 유지해야 한다.

## 수술 일주일 후

수술 상처가 아물기 시작한다. 이 시기에 수술 시 봉합한 부위의 실이 풀리거나 자연스레 떨어질 수 있다. 이때 드물지만 굳은 대변이 상처를 자극해 갑자기 대량의 출혈을 하는 경우도 있다. 이 경우 병원에 2~3일 입원해 지혈제를 넣은 링거 수액 주사를 맞고 휴식을 취하면 쉽게 출혈이 멎으나, 출혈이 멈추지 않을 경우 간단한 수술로 출혈점을 봉합 결찰하기도 한다.

# 입원 치료 계획표

주치의: _____                    환자 성함: _____    날짜: _____

| 경과 | 수술 전날 | 수술 당일 | 수술 후 1일째 | 2일째 | 3~6일째 | 21일째 |
|---|---|---|---|---|---|---|
| 월 일 | 월 일 | 월 일 | 월 일 | 월 일 | 월 일 | 월 일 |
| 설명 | 오후에 입원 가능하다. | 아침에 입원 가능하다. | 수술 후 주의사항 교육을 받는다. | 대개 퇴원. 수술 후 주의사항 교육을 받는다. | 통증이 심하면 병원에 내원해 진통제를 맞는다. | 병원에 내원해 외래 진찰을 받는다. |
| 식사 | **저녁**: 죽 또는 가볍게 식사 | **아침**: 금식(맹물은 한두 모금 가능) **저녁**: 죽 | | 보통식 | | |
| 안정도 | | 수술 후 병실에 돌아가 눕는다. 3시간 후부터 침대 위에서 몸을 뒤척여도 된다. 다음 날까지는 침대에서 안정을 취한다. | | 화장실, 세면대까지만 보행 가능하다. | | |
| 배설 | | **수술 후**: 보행이 어려우니 배뇨·배변하고 싶은 경우 간호사에게 연락한다. | | 화장실 사용(배변 후에는 비데로 항문을 세정한다). 배변은 단시간에 끝내고 너무 힘을 주지 않도록 한다. 변이 나올 것 같지 않으면 간호사에게 상담한다. | | |
| 처치 | | | | 아침에 항문에 연고를 바른다(1~2주간). | | |
| 내복약 주사 | **하제**: 오후 3시에 복용한다. | **진통제**: 통증조절펌프 이용 (필요에 따라 주사를 맞는다) **수술 전**: 수액 1병 **수술 후**: 수액 1병, 항생제 | | 하제 복용 필요에 따라 내복약을 처방한다. 필요에 따라 관장을 한다. | | |

수술 후 배변은 수술 다음 날부터 할 수 있다. 물론 당일에도 가능하지만, 수술 당일은 항문이 부어서 직장에 대변이 없어도 변의를 느끼는 경우가 많다. 배변을 여러 번 시도해도 대개 성공하지 못하므로 되도록 참는 것이 좋다.

배변 자세는 너무 힘이 들어가지 않는 편안한 자세가 좋으며, 수술 부위가 터질까 봐 걱정이 되어 쪼그리고 앉는 환자들이 있는데, 오히려 이 자세는 배변이 힘들다. 항문 부위를 약간 들고 다리는 벌린 자세가 통증이 적고 배변이 용이하다.

변이 수술 부위에 묻으면 통증이 더욱 심해지므로 배변 후에는 비데를 사용하거나 따뜻한 물이 나오는 샤워기로 항문 주위를 깨끗이 씻는다. 물기를 닦을 때는 수술 부위가 다치지 않도록 부드러운 수건으로 조심스럽게 닦거나 드라이어로 말린다.

치질 해방, 거상 치질수술

# 비데

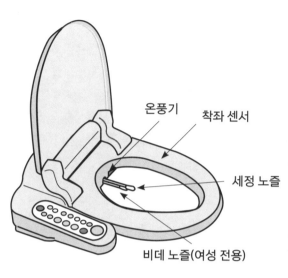

온풍기

착좌 센서

세정 노즐

비데 노즐(여성 전용)

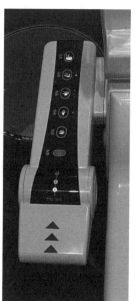

 최근 식약청에서 변비 전용으로 허가받은 제품이 있다. 이 제품은 맨 아래에 물의 세기를 조정할 수 있는 기능이 있어서 물의 세기를 직접 조정할 수 있다. 러버를 당기면 물이 나오는데, 많이 당기면 물이 세게 나와 항문 안으로 물이 들어가며 관장을 하는 효과가 있다.

 첫 배변 시에는 통증을 느낄 수 있으므로 용변을 보기 30분 전에 병동 간호실에서 진통제를 받아 복용하거나 마취연고를 미리 바르고 용변을 보면 편하게 볼 수 있다.

# 치질수술 후 첫 배변 가이드

## ① 변을 쉽게 보기 위해 배변 전 진통제 복용하기

진통제는 복용 후 30분 이후부터 효과가 가장 잘 나타나므로 식사 시간에 관계없이 배변 시간 30분 전에 간호사실에서 진통제를 받아 복용한다. 1잔 이상의 물과 함께 먹으면 좋다. 참고로 수술 후 환자들의 배변 시간은 57%가 아침 식사 30분 전후다. 진통제를 먹고 1시간이 지나도 통증이 없어지지 않을 때는 1알을 더 복용한다. 마취연고를 미리 바르는 것도 효과가 좋다.

## ② 수술 후 2일 이내에 배변하기

환자의 95%가 수술 후 2일 안에 모두 배변을 한다. 2일 내에 배변할 수 있도록 노력한다.

## ③ 아침마다 하제 1포씩 섭취하기

수술 다음 날부터 아침마다 하제를 1포씩 먹는다. 단, 변비가 있어 변이 단단한 사람은 2포씩 섭취한다.

## ④ 2일 후에도 배변하지 못할 경우 관장하기

수술 후 2일이 지나도 변이 소량밖에 나오지 않거나 계속 항문 내에 남아 있는 느낌이 들 때, 또는 도저히 자력으로 배변할 수 없을 때는 좌약 관장이나 액체 관장을 해야 하므로 조속히 병동 간호사실에 알린다.

## ⑤ 충분히 배변하기

변을 충분히 보지 않아 항문 내에 남아 있으면 통증이나 출혈이 심해지고 항상 거즈에 변이 묻게 된다. 따라서 충분히 배변하도록 노력한다.

# 올바른 배변 자세

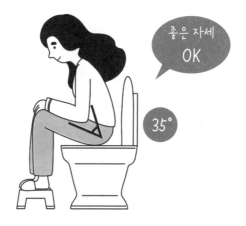

몸-허벅지 각도가 35°일 때 대변이 잘 나온다.

① 변의를 느끼면, 변기에 앉아 몸을 앞으로 숙이고 발뒤꿈치를 살짝 올린 후 배를 손으로 누르면서 가볍게 힘을 준다.

② 심호흡을 하면 항문의 긴장이 풀리고 배변하기 쉬워진다.

③ 변의를 느끼면 2~3분 정도 힘을 주고 나오지 않으면 멈춘다. 변의를 느꼈을 때 다시 화장실에 간다.

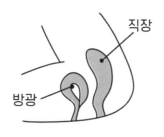

몸을 앞으로 숙이면 직장과 항문의 각도가 넓어져 변이 나오기 쉽다.

## 나쁜 배변 자세

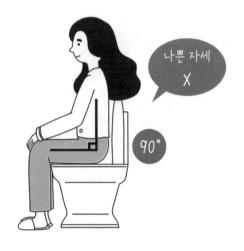

몸-허벅지 각도가 90°일 때 대변이 잘 나오지 않는다.

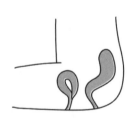

변의가 있어도 등을 편 상태에는 직장과 항문의 각도가 넓어지지 않아 변이 나오기 어렵다.

# 편안한 배변 방법

아침에 여유를 가지고 일어난다.

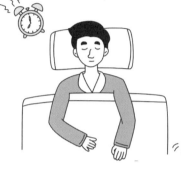

일어나서 몸을 릴렉스한다.

천천히 심호흡하면서 호흡의 리듬에 맞춰 발목을 돌린다. 절대 무리하지 않는다.

차가운 물로 내장을 깨운다.

냉수 2잔을 천천히 마신다.

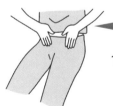

우측으로 원을 그리듯 배를 천천히 문질러준다.

복부 마사지를 한다.

손바닥으로 배의 우측 하복부에서 시계 방향으로 돌리며 30회 문지른다. 상복부, 중복부, 하복부를 각 5분씩 마사지하는 것이 좋다.

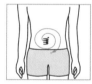
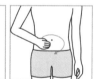

복부를 두드린다.

100번 이상 두드리면 변의가 생긴다.

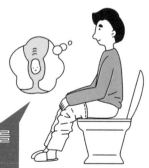

화장실에서 이미지를 상상한다.

## 식사와 운동

수술 후 배변 시, 특히 첫 배변을 할 때 약간의 통증이 따른다. 통증을 완화하려면 부드러운 변을 봐야 하고, 그러기 위해서는 식사가 매우 중요하다.

수술 당일은 수술과 마취로 식욕이 없는 환자들이 많으며, 죽 정도가 식사로 적당하고 양은 평소의 50%가 좋다. 수술 다음 날부터는 정상적인 식사가 가능하나, 섬유질이 풍부한 음식을 먹고 수분을 많이 섭취하는 게 좋다. 적당히 향신료가 든 음식은 무방하나 매운 음식이나 자극이 심한 음식은 좋지 않다.

## 생활 지침

걷기는 수술 다음 날부터 해도 좋지만, 헬스는 2주 정도는 하지 않는 것이 좋다. 골프, 등산, 수영, 조깅 같은 운동도 수술 후 3주가 지나면 가능하나, 1시간 이상의 장시간 운전은 수술 후 4주 전까지는 하지 않는 게 좋다. 단, 자전거 타기는 항문에 부담을 많이 주기 때문에 원칙적으로 수술 부위가 완전히 나을 때까지는 금하는 것이 좋다.

퇴원 후 한 달 정도는 일주일에 1번 정도 외래로 방문해 진료를 받아야 한다. 외래에서는 수술 후 회복 상태를 진찰하고 증상에 따라 투약을 하며 생활 습관을 점검한다. 통증은 없는지, 항문에 부기는 없는지, 배변 습관은 어떤지, 일상생활 중 항문에 부담을 주는 일은 없는지 등을 점검한다.

또한 대개의 병원은 환자가 퇴원하더라도 긴급 시 언제든지 병원(예: 서울양병원 병동간호사실 02-480-8066, 8067)에 연락이 가능한 전화번호가 있으니 미리 알아놓아야 한다.

수술창은 녹는 실로 봉합한다. 봉합사는 2개월 후에 없어지지만 일주일 후부터는 풀리기 시작한다. 풀린 봉합사를 가위로 잘라주면 된다. 수술 후 1~2주 사이에 실이 풀린 상처가 있는 상태에서 변을 보게 되면 수술창에서 대량 출혈이 날 수 있다. 지연성 출혈(또는 2차 출혈)이라고 하는데 출혈이나 선지같이 굳은 피가 나올 수 있다. 이런 경우는 수술한 병원에 가서 2~3일 입원 치료를 해야 한다. 배변 시의 소량 출혈은 문제가 없다. 소량 출혈은 30%의 환자에게서 나타난다. 수술 상처가 붓는 경우도 20~30%에서 나타난다.

수술 후 통증이 심하면 수술한 병원에서 진통제 주사를 맞고, 조금이라도 수술 부위에 이상 징후가 보이면 빨리 병원으로 연락해 상담하고, 출혈이 심할 경우 아무 때나 병원을 방문해 처치를 받아야 한다.

항문 질환은 조심하지 않으면 언제든 재발할 수 있으므로 수술로 완치가 되었다 하더라도 방심은 금물이다. 퇴원할 때 병원에서 주는 '퇴원 후 환자의 일상생활을 위한 지침서'를 잘 읽고, 올바른 생활 습관을 몸에 익히는 일이 중요하다. 이것이야말로 항문 질환으로부터 해방될 수 있는 길임을 알고 건강한 삶을 위해 노력해야 한다.

## 귀가 시 응급 연락처 (예: 서울양병원)

**환자 본인, 간호하시는 분께**


서울양병원에서 수술을 받은 분입니다.
귀가 도중이나 집에서 몸 상태가 나빠진 경우에는 서울양병원 또는
가까운 병원으로 연락하시기 바랍니다.


(우) 05356
서울 강동구 천호대로 1159
서울양병원 OOO


**서울양병원 7층 간호사실**
**Tel. 02-480-8066**

# 퇴원 후 관리 방법

① 입원 기간은 화장실에 설치된 비데를 이용하고, 가정에 비데가 없는 경우 세숫대야에 온수를 받아 변기에 올려놓고 세척하면 된다. 따뜻한 온수가 나오는 샤워기를 이용해도 좋다.

② 수술 후 처음 변을 볼 때는 변을 보기 직전에 비데를 하면 좋다. 변을 본 후에도 반드시 비데로 세정하고 충분히 건조한 후 연고를 바른다.

③ 수술 후 변을 볼 때 3주간 소량의 출혈이 있을 수 있다. 정상적인 반응이므로 걱정하지 않아도 된다. 단, 출혈량이 많을 경우 간호사에게 알려야 한다.

④ 제공하는 약에는 변비 완화제가 처방되어 있어 설사를 할 수 있다. 설사를 하는 경우 변완화제인 MO라고 써 있는 약을 빼고 먹는다. 설사의 정도에 따라 심한 경우 간호사에게 알린다.

⑤ 항문수술 부위에서 한 달간 분비물이 나오지만 걱정하지 않아도 된다. 거즈 3장을 대거나 생리대를 대고 있으면 된다.

⑥ 수술 후에도 한동안 항문이 부어 돌출된 것처럼 보이지만 걱정하지 않아도 된다. 시간이 지나면 정상적으로 되돌아온다.

⑦ 퇴원 후에는 변비가 생기지 않도록 주의하고, 이후 배변은 5분 이내로 끝내는 습관을 들여야 한다.

⑧ 최근에는 좌욕을 권장하지 않으며, 하더라도 2~3분 안에 끝낸다.

⑨ 수술 후 대개 7~10일간은 배변 시 통증이 있을 수 있다.

치질 해방, 거상 치질수술

⑩ 무통주사가 끝나면 통증을 느낄 수 있다. 처방된 약의 진통제로 통증 조절이 되지 않을 경우 개인적으로 진통제를 복용해도 된다. 경구 진통제로 조절이 되지 않을 때는 병원에서 진통제 주사를 맞는 것이 좋다.

⑪ 수술 부위를 봉합한 실은 수술 후 2개월 정도 경과하면 저절로 녹고 일주일 후에는 풀릴 수 있는데 간혹 약간의 출혈이 있을 수 있다. 단, 다량의 출혈이 있을 때는 반드시 외래로 내원해 진료를 받아야 한다.

⑫ 수술 후 일주일 정도는 안정을 취하는 것이 좋다. 오래 앉아 있거나 오래 걷는 행동은 회복에 지장을 줄 수 있으므로 가급적 삼간다.

# 05.
# 3대 항문 질환

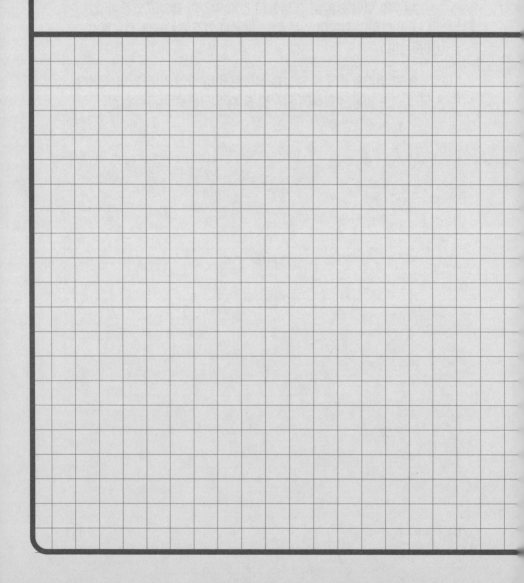

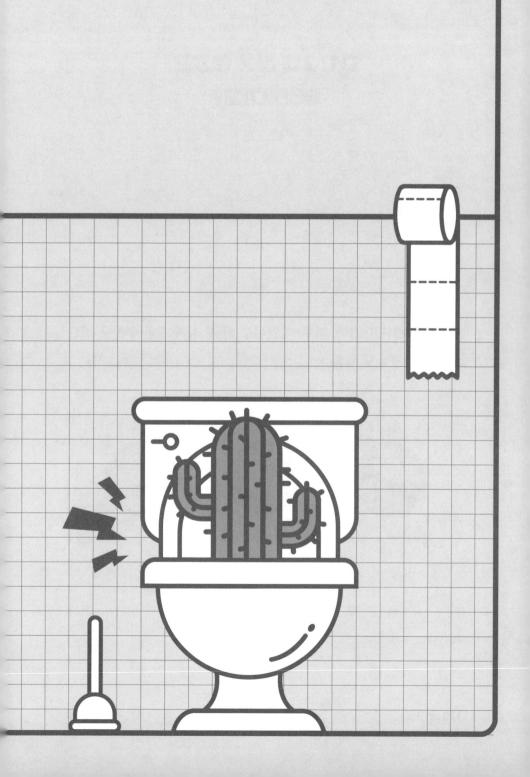

3대 항문 질환은 치핵, 치루, 치열이고 이 세 가지 질환이 항문 질환의 90% 이상을 차지한다.

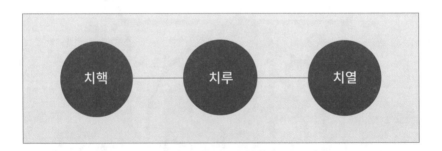

# 3대 항문 질환

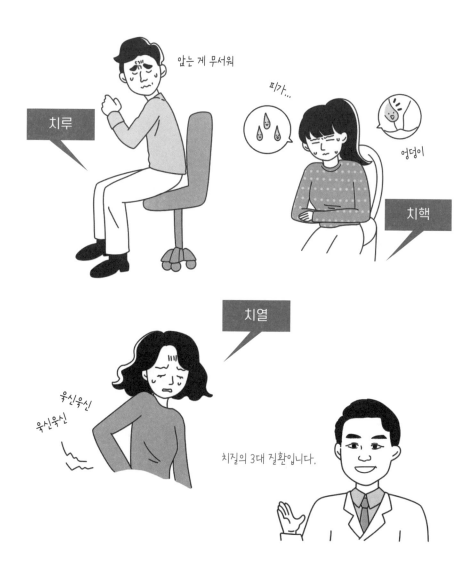

## 치핵

치핵은 정상적인 쿠션 조직이
항문 밖으로 빠진 질환이다.

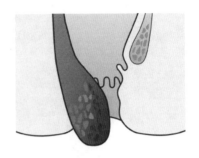

## 치열

치열은 항문상피가 찢어진
질환으로 배변 시 통증이 심하고
출혈이 있다.

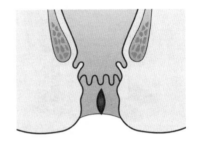

## 치루

치루는 항문샘에 염증이 생기고
곪아서 농양이 생겼다가 터져
항문 안의 내공과 항문 밖의
외공이 연결되어
고름이 나오는 질환이다.

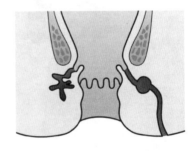

치질 해방, 거상 치질수술

## 항문의 구조와 3대 항문 질환(치핵, 치열, 치루)이 생기는 장소

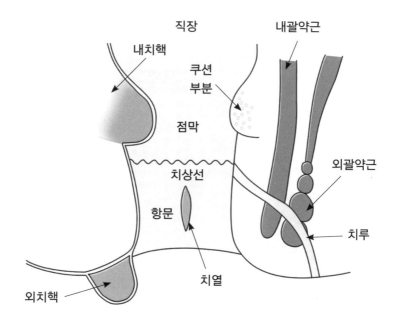

## 서울양병원 치핵, 치루, 치열 발생 비율(2017~2021)

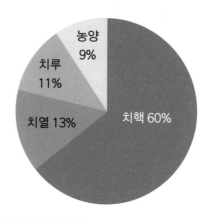

양병원의 통계에 의하면 치핵이 60%, 항문농양과 치루가 20%
(농양 9%, 치루 11%), 치열이 13% 정도 발생했다.
여성은 치열이 많이 생기고 남성은 치루가 많다.

# 여성은 치열, 남성은 치루가 많이 발생한다

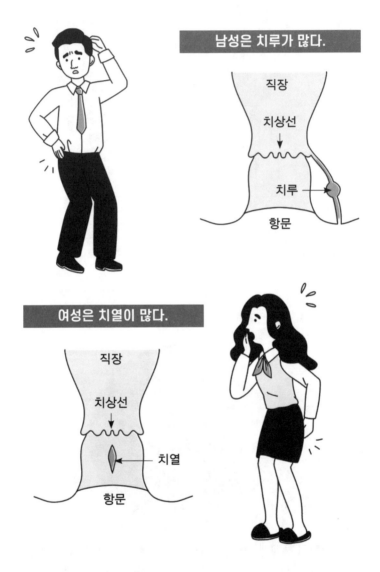

남성은 치루가 많다.

직장
치상선
치루
항문

여성은 치열이 많다.

직장
치상선
치열
항문

치질 해방, 거상 치질수술

# Q2. 항문주위농양과
# 치루는 무엇인가요?

## 1) 항문주위농양

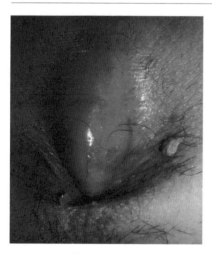

**항문주위농양**

항문주위농양은 항문과 직장 주위 조직에 염증이 생겨 곪은 것을 말하며 이 상태가 만성화 되어 항문 안쪽과 바깥쪽에 길이 생겨 고름이 나오는 경우를 치루라고 하는데, 3대 항문 질환의 하나로 항문 질환의 20%를 차지한다.

## — 원인

항문 치상선 부근에는 항문샘이 6~8개 있고 배변 시 윤활액이 나와 대변이 부드럽게 나오도록 도와준다. 설사를 할 때 이 항문샘에 대변이 들어가 감염되면 곪은 뒤 주위 조직으로 확산되면서 항문주위농양이 되고 농양이 터지면 치루가 된다.

**항문주위농양과 치루가 생기는 과정 (치루의 발생)**

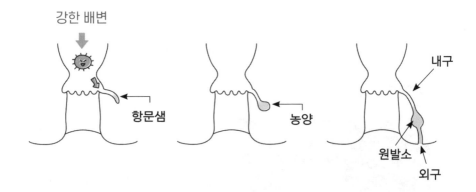

| 설사 등으로 변이 강하게 나오면 항문샘에 세균이 들어간다. | 설사를 할 때 변이 항문샘에 비집고 들어가 염증이 생긴다. | 항문이 곪아 고름이 피부로 흘러나오고 치루(2차구)가 생긴다. |

## ─ 증상

항문 주위가 벌겋게 붓고, 의자에 앉을 수 없을 정도로 통증이 심하다. 몸살이 난 것처럼 열이 나며 항문부에 통증이 심하고 온몸이 쑤시기도 한다. 심할 경우 고름이 저절로 터져 나오기도 한다.

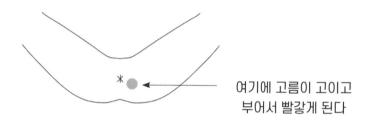

여기에 고름이 고이고
부어서 빨갛게 된다

## ─ 진단

항문주위농양의 증상이 나타나면 쉽게 진단할 수 있다. 항문에 손가락을 넣어 만지면 부은 것을 느낄 수 있다. 항문 초음파를 하면 쉽게 진단이 된다. 혈액검사를 하면 백혈구 수치가 올라가 있다.

### 항문 초음파 검사

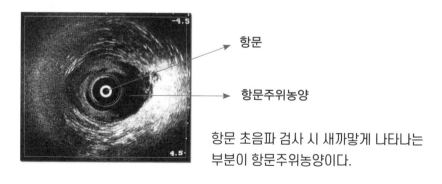

항문

항문주위농양

항문 초음파 검사 시 새까맣게 나타나는
부분이 항문주위농양이다.

## ─ 치료

오래 놔둘수록 고름이 주위 조직으로 퍼져 단순형이었던 것이 복잡형이 되기 때문에 서둘러 수술해야 한다. 항생제는 거의 효과가 없다. 수술 후에 보조적으로 사용할 뿐이다. 수술은 절개 배농술과 시톤술을 실행한다.

## 2) 치루

치루는 항문관의 내공과 항문 밖의 외공이 연결된, 후천적으로 형성된 누관을 말한다. 보통 항문 주위의 고름이 빠지면서 누관을 형성해 치루가 된다. 치루는 치핵 다음으로 잘 생기는(항문 질환의 20% 차지) 3대 항문 질환 중 하나이며, 치료가 까다롭고 재발이 잘 되는 질환이다.

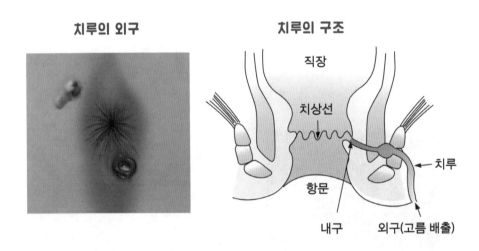

**치루의 외구**                    **치루의 구조**

# 치루의 증상과 진단

| | 특징 |
|---|---|
| 치루의 증상 | - 외구가 존재하고 고름이 배출된다.<br>- 외구 주위가 딱딱하고 통증이 있다. |
| 치루의<br>진단 방법 | - 수개월 또는 수년 전에 항문주위농양(고름집)이 형성되었던 과거력이 있다.<br>- 시진: 눈으로 볼 때 외구가 발견되거나 부어 있다.<br>- 손가락 진찰: 손가락에 글로브를 끼고 윤활액을 묻힌 후 항문관 안으로 넣으면 딱딱한 누관이 만져진다.<br>- 항문경, 직장경 검사<br>- 항문 초음파 검사: 농양과 치루관의 길을 알 수 있다.<br>- 자기공명촬영(MRI): 심부치루나 복잡치루에서 선별적으로 시행하면 도움이 된다. |

## 치루의 증상은?

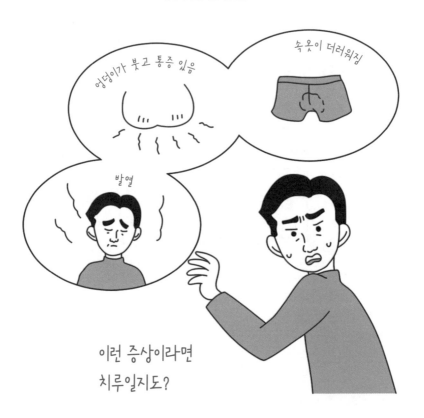

## ― 치루의 수술과 치료법

치루를 완치하려면 수술이 꼭 필요하다. 치루는 수술을 하더라도 재발률이 높으며, 괄약근 손상 등 후유증도 만만치 않아 항문 질환 중 가장 치료하기 어려운 편이다. 치루를 10년 이상 방치하면 암으로 발전할 수 있기 때문에 빨리 수술을 받아야 한다. 치루수술법에는 다음의 두 가지가 널리 사용된다.

### (1) 개방술식

치루 수술에서 가장 보편적으로 널리 사용되는 수술법이다. 먼저 내구를 찾고 외구에서 내구까지 탐침자(존데)를 통과시켜 칼로 절개해 개방한다.

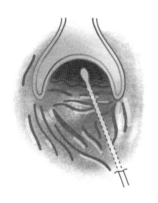

외구에서 내구에
탐침자(존데)를 통과시킨다.

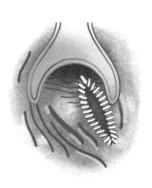

절개한 양옆을 감치듯
꿰맨다.

### (2) 개방술식의 변형법

치루의 전 누관을 개방한 후 긁어낸 다음 안쪽 부분의 점막과 괄약근 조직을 봉합하는 방법으로 변실금의 후유증이 적은 방법이다.

**개방술식의 변형법**

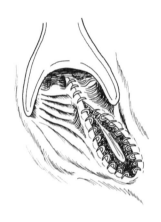

### (3) 괄약근 보존술식

절개 개방술을 하면 괄약근이 손상되어 변실금이 생길 수 있어 괄약근 보존술식을 많이 한다.

① 누관심 도려 뽑아내기
② 근 봉합
③ 근 충전술
④ 분리시톤법
⑤ 절개 개방 후 봉합
⑥ 괄약근간 누관 결찰술

### (4) 누관 결찰술(L.I.F.T)

태국의 아룬 교수가 창안한 수술이다. 치루의 길을 차단해 치료하는 방법으로 괄약근 손상이 거의 없다. 단점은 재발률이 10~20%로 비교적 높다. 누관이 확실히 만져지면 괄약근 손상이 없어 우선적으로 시행하는 수술법이다.

**누관 결찰술 (현재 가장 각광받는 괄약근 보존술식)**

**방법1**

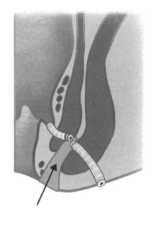

이곳으로 들어가
치루관을 묶어 차단한다
(아룬 로자나스쿨, 태국).

**방법2**

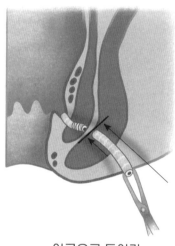

이곳으로 들어가
치루관을 절제하고
안쪽 치루관을 묶어 차단하고,
외괄약근을 꿰맨다(양병원).

# Q3. 치열은 무엇인가요?

치열은 치핵, 치루와 함께 가장 흔한 3대 항문 질환 중에 하나로 항문 질환의 13%를 차지하며 항문관이 찢어진 상처를 말하는데 보통 치상선보다 아래쪽에 생긴다. 치열의 90%는 항문관 뒤 정중선에 생기고, 10%는 항문관 앞 정중선에 생기며 여성에게 더 많고 젊은 연령층에 많이 생긴다.

## 원인

치열의 원인은 딱딱한 대변으로 항문관이 손상을 받아서 생기는데 항문 뒤쪽은 근육이 약해서 잘 찢어지기 때문에 이곳에서 많이 생기는 것으로 보고 있다. 변비는 항문을 찢어 치열을 유발하고 치열이 생기면 배변 시 항문 통증으로 배변을 회피해 변비가 악화된다.

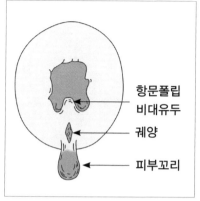

**만성치열의 세 가지 징후**

항문폴립
비대유두
궤양
피부꼬리

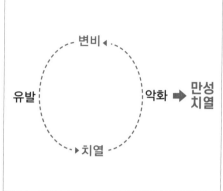

**변비와 치열의 악순환**

변비

유발

치열

악화 ➡ 만성치열

## 증상

### — 통증

배변 시나 배변 후 심한 통증이 있고 1~2시간, 심지어 하루 종일 지속되기도 해 일상생활에 지장을 주기도 한다.

### — 출혈

궤양 부위에서 출혈이 있으며 선홍색으로 휴지에 묻는 정도의 소량의 출혈이 있다.

### — 변비

배변 시 심한 통증에 대한 공포 때문에 배변 장애가 생기게 되는데 변비는 대변을 굳게 만들어 굳은 대변으로 인해 배변 시 상처가 다시 찢어지는 악순환이 반복된다.

## ─ 궤양

대부분 항문 뒤쪽에 생기지만 여성의 10%는 항문 앞쪽에 발생한다.

# 치료 방법

### ─ 급성치열: 보존적 치료를 한다

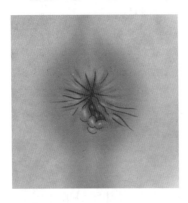

① **온수좌욕** 40~45℃의 따뜻한 물에 2~3분 정도 좌욕을 한다.
② **약물요법** 소염제, 혈행개선제, 변완하제를 투여한다.
③ **연고나 좌약** 취침 시나 배변 후에 사용하면 통증 완화에 도움이 된다.
④ **고섬유식이** 섬유소를 많이 섭취해 변을 부드럽게 만들어준다.

### ─ 만성치열: 수술

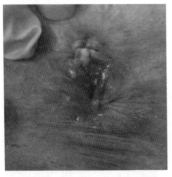

항문이 찢어져 궤양이 생긴 만성치열

급성치열 증상이 좋아졌다 나빠졌다 하면서 6개월 이상 지속되면 만성치열이 되며 만성치열의 3대 징후인 궤양, 피부꼬리, 항문폴립이 생긴다.

만성치열은 보존적 치료로도 증상이 좋아지나 자꾸 재발하면 수술을 해야 완치된다.

치질 해방, 거상 치질수술

# 만성치열의 수술적 치료

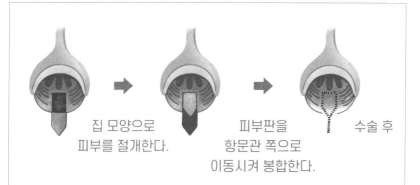

집 모양으로
피부를 절개한다.

피부판을
항문관 쪽으로
이동시켜 봉합한다.

수술 후

## 집모양형 피부판 이동술

항문의 찢어진 피부가 없는 궤양 부위에 건강한 피부를 이식해 덮어주는 수술법이다. 보통은 내괄약근 측방절개술만 시행하지만, 양병원에서는 집모양형 피부판 이동술을 같이 시행한다.

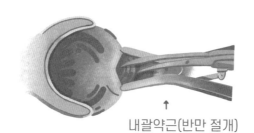

내괄약근(반만 절개)

## 내괄약근 측방절개술

치열이 있는 환자는 보통 항문압이 증가해 항문을 조이게 되는데, 피부를 조금 절개해 내괄약근을 부분적으로 반 정도 절개하면 배변 시 항문압이 감소되고 내괄약근의 경련이 사라져 배변 후에도 항문에 통증이 없고, 항문이 부드러워지며, 찢어진 부위가 치료된다.

변비 발생률은 여성이 압도적으로 많다. 이는 여성의 성호르몬인 황체호르몬, 즉 프로게스테론이 장운동을 저하시키기 때문이다. 특히 임신을 하면 황체호르몬의 혈액 농도가 올라가고, 이 호르몬의 작용으로 장운동이 저하되면서 변비가 생기고, 치핵을 유발하는 큰 요인으로 작용한다.

## 임신 중 항문 질환의 원인

임신 후반기에 치핵이 심해지는 원인은 세 가지다.

① 임신 후반기에는 자궁이 커지면서 직장과 항문을 위에서 누른다. 배변 시 항문에 부담을 주는 것처럼 늘 항문을 압박해 부담을 준다.

치질 해방, 거상 치질수술

② 자궁이 커지면서 심장으로 가는 정맥을 누른다. 그러면 항문 주위의 혈액이 빠지지 못하고 머무르게 된다. 즉, 울혈 상태가 되며 이 울혈이 치핵을 유발한다.

③ 임신을 하면 변비가 잘 생기고, 화장실에서 배변하는 시간이 길어지니, 항문 쿠션 조직이 하강하기 쉬워 치핵이 잘 생긴다.

## 임신 중 자궁과 직장

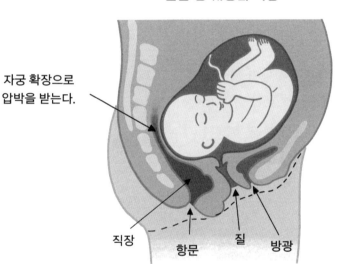

자궁 확장으로 압박을 받는다.

직장　　항문　　질　　방광

## 임신 중 항문 질환의 치료

### ― 보존요법

임신 2~3개월까지는 약으로 인해 태아의 기형이 발생할 수도 있다. 임신 5개월을 넘어가면 위험이 급격히 낮아지지만, 그래도 조심해야 한다. 그래서 임산부의 항문 질환은 우선적으로 보존요법을 권한다.

① 식물성 섬유소를 중심으로 한 식이요법

② 변완하제 중에서 자극성 하제는 가급적 사용하지 않는다. 대신 섬유소를 권한다. 물론 섬유소는 약물이 아니고 식품이기 때문에 태아에게 영향이 없다.

③ 배변 후와 평소에 항문을 조여 뱃속으로 끌어 올리는 훈련을 한다. 그러면 치핵의 악화를 예방할 수 있다.


## ― 수술 치료

수술 시 마취는 척수마취가 좋으며, 약의 사용은 되도록 줄이고, 사용하더라도 태아에 영향이 없는 약을 쓰면 태아 기형의 위험이 거의 없다. 수술 체위는 흔히 자궁에 부담이 없도록 누운 자세(리토토미, 쇄석위 자세)를 취하고 행한다. 또한 항문주위농양은 임신 중 어느 때를 막론하고 빨리 절개술을 시행해야 한다.


## 출산과 항문 질환

### ― 치핵

출산을 할 때는 배변할 때보다 몇십 배의 힘을 주어 치핵이 밖으로 빠졌다가 환원이 되지 않는 경우가 많은데, 출산 후 감돈치핵이 되면 응급으로 수술을 해야 한다. 출산 직후라 몸의 상태가 양호하지 못해 보존요법을 하다 보면 나중에 부기가 빠지면서 항문 피부가 닭 볏처럼 늘어지고 때때로 부어서 결국 수술해야 한다.

치질 해방, 거상 치질수술

## ─ 회음열창

질 입구에서 항문까지를 회음부라고 하는데, 출산 시 이 부위가 찢어지는 회음열창이 생기기 쉽다. 산부인과에서는 분만 직전 회음열창이 생기기 전에 질 부위를 절개해 Episiotomy(회음절개술) 출산을 돕는다.

아기가 너무 크거나 갑자기 큰 힘으로 밀고 나오면 절개 부위가 더 찢어져 항문 괄약근까지 파열되는 경우도 생긴다. 이때 봉합하면 잘 붙는다. 잘 붙지 않을 경우 항문 괄약근의 힘이 약해져 변실금이 생길 수 있다. 3도 회음열창의 치료가 가장 어렵고, 괄약부전, 직장질루 등 후유증이 남을 확률도 높다.

## ─ 직장질루

질과 직장 사이에 길이 생긴 것이다. 대개 분만 후에 생기며 질로 대변이 나와 심리적으로 충격을 받기 쉽다. 분만 후 생긴 경우는 대개 좌욕, 항생제 등 보존요법을 하면서 3개월 정도 기다리면 막힌다. 막히지 않으면 수술을 해야 한다.

과거에는 상당히 치료하기 힘든 질환으로 생각했지만, 요즘은 의학 기술의 발달로 거의 완치된다. 단 방사선 치료나 암수술 이후에 생긴 직장질루는 아직도 완치되기 힘들다.

## ─ 직장류(직장질벽 이완증)

출산이나 고령으로 직장과 질 사이의 벽이 얇아져 배변 시 직장에서 질 쪽으로 장이 밀리는 질환이다. 배변 시 대변이 항문으로 나오지 않아 배변 장애가 생긴다. 드물지만 어떤 여성은 질에 손을 넣어 직장류 부위를 눌러서 배변하기도 한다. 이 경우 수술을 하면 쉽게 치료된다. 직장과 질 사이의 얇은 벽을 항문거근을 이용해 두껍게 강화하는 수술이다.

**직장류**

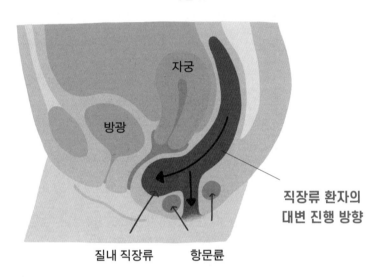

질내 직장류          항문륜

대변이 항문으로 진행해야 배변이 되는데,
직장류 환자는 대변이 직장류로 향해 고여 있어 대변이
잘 나오지 않는다. 손으로 직장류 부위를 눌러서 배변하기도 한다.

치질 해방, 거상 치질수술

## Q5. 유아도 치질이 있나요?

## 영유아 치루

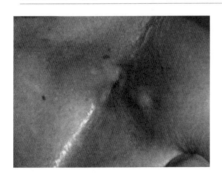

**영유아 치루(농양)**

1세 미만 특히 생후 6개월 내에 발생하는 치루는 주로 남자아이에게 나타난다. 그 까닭은 어머니의 자궁 내에 있을 때 산모에게서 남성호르몬인 테스토스테론이 과다하게 생성되어 태아의 항문샘이 깊게 형성되거나 항문샘의 분비물이 끈끈해 막히기 쉽기 때문이라는 설이 유력하다. 원래 치루는 항문샘에서의 감염으로 시작되며, 항문샘이 깊을수록 세균이 쉽게 침범해 항문주위농양이 되기 쉽고, 항문주위농양이 터지면서 치루로 발전한다.

소아 치루는 대부분 항문 측방에 생기며, 여러 개가 동시에 생기기 쉽다. 과거에는 염증 부위의 고름만 배농시키고 1세까지 기다렸으나 치료 기간이 오래 걸리고 재발의 우려가 높아 요즘에는 조기에 수술하는 추세로 변하고 있다. 소아 치루는 성인 치루와는 달리 대부분 단순 치루라 내구에서 외구까지 절개하고 간단히 수술해 쉽게 치료된다.

## 소아 치열

치열은 남자아이보다 여자아이에게 더 많이 발생한다. 성인의 치열은 주로 항문 후방 정중선에 발생하는데 비해 소아는 주로 항문의 전방이 갈라지면서 생긴다. 따라서 배변할 때마다 통증이 심하며 출혈이 생기기도 하고, 대개 변비가 동반된다.

이 경우 수술이 아닌 보존요법으로 치료한다. 온수 좌욕을 하고 항문을 청결하게 한 다음 연고를 바른다. 변을 부드럽게 하고 변완화제 등의 약을 먹이고, 수분 섭취를 늘리며 채소나 과일을 많이 먹도록 권장한다.

## 직장탈출증

부모님들이 "아기가 배변할 때 빨간 장이 나왔다가 배변 후 들어갔다"라며 놀라서 병원에 찾아오는 병이다.

배변 시 직장이 밀려 나온 것으로 직장탈출증이라고 하는데, 2세

치질 해방, 거상 치질수술

미만의 소아에게 많이 나타나며, 항문 근육이 발달함에 따라 자연 치유되었다가 노인이 되면 다시 발생하기도 한다. 소아에게 직장탈출증이 많이 발생하는 까닭은 직장을 지지하고 있는 조직이 덜 발달되어 배변 시 직장이 밀려 나오기 때문이다.

직장탈출증이 발생한 소아에게는 식물성 섬유소, 즉 채소를 많이 먹여 대변을 부드럽게 만들어주면 배변이 쉽게 되어 직장이 밀려 나오지 않는다. 직장이 밀려 나왔다가 배변이 끝나면 저절로 들어가지만, 만약 들어가지 않으면 엉덩이를 위로 향하게 눕힌 후 숨을 크게 쉬면 들어간다. 오히려 무리하게 집어넣으려고 하면 들어가지 않는 경우가 많다. 직접 넣어야 한다면 손에 젤리나 기름을 바른 후 살살 집어넣으면 된다.

## 소아 직장탈출증

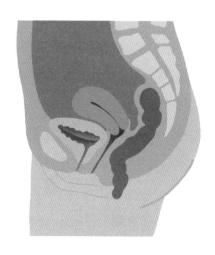

## 소아변비

드물지만 소아에게도 변비 증세가 나타날 수 있다. 변비가 생기면 우선 수분 섭취를 늘려야 한다. 보리차나 설탕물 등을 자주 먹이고, 채소와 과일의 섭취를 늘린다. 하지만 4일 이상 배변을 하지 못하면 관장을 해주거나 새끼손가락으로 변을 꺼내야 한다. 만약 변비가 몇 달 이상 지속되면 선천성 거대결장증 같은 질환일 가능성이 있으므로 병원을 찾아 대장 촬영 등 정밀 검진을 받아야 한다.

# 06.
# 치질에 대한 오해

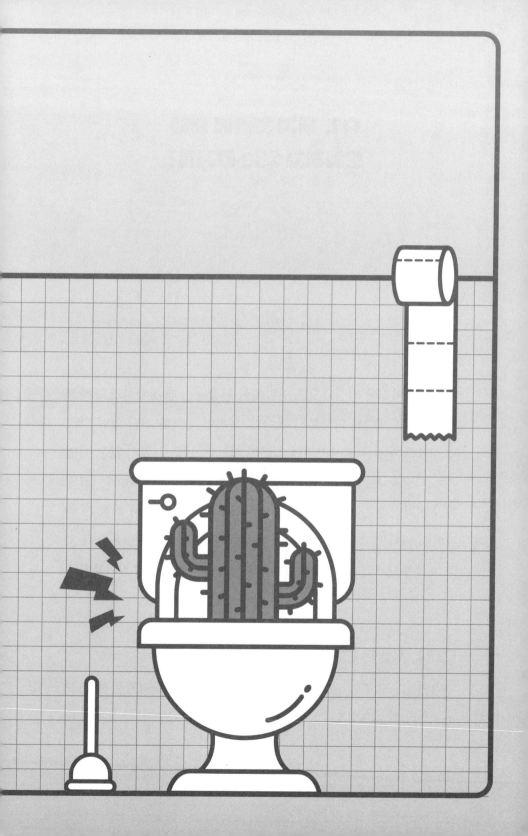

## Q1. 제가 치질에 대해 오해하고 있는 건가요?

환자들은 치질이 의심되지만 병원에서 진찰받는 게 창피하기도 하고 번거롭다고 생각해 약국부터 찾는다. 하지만 정확한 진단 없이 약으로 치료하는 것은 임시방편에 지나지 않는다. 병원을 찾지 않는 이면에는 치질을 부끄러운 질환으로 생각하는 경향이 있어서이다. 그런 까닭에 치질과 관련된 오해와 편견은 계속 쌓인다. 그러나 진찰 시 측체위로 해서 주로 항문만 보이기 때문에 부끄럽게 생각할 필요가 없다. 이제부터 치질에 대한 잘못된 편견들을 하나하나 바로잡아보자.

## 오해 1. 치질은 반드시 수술해야 한다?

일반인들은 치질이 생기면 무조건 수술해야 된다고 생각하지만, 보존요법과 약물요법으로 치료되는 경우가 70% 이상이다. 실제 수술이 필요한 환자는 30% 미만이다.

## ━ 치핵의 경우

1도, 2도 치핵의 경우 보존적 치료와 비수술적 치료로 완치가 가능하다. 수술을 해야 하는 경우는 3도 이상의 치핵으로, 3도 이상은 비수술법인 주사요법이나 고무링 결찰법으로 완치하기가 어렵다. 또한 혈전성 외치핵은 보존요법도 가능하나 치핵 조직이 큰 경우(항문주위 30% 이상)는 수술이 더 효과적이다.

## ━ 치루와 치열의 경우

치루는 항생제로 약간 호전되지만 완전한 치료는 수술이다. 항문주위농양은 항문 주위가 곪는 질환으로 치루의 전 단계이며, 가능한 한 빨리 배농 수술을 해야 한다. 치열의 경우 급성치열과 만성치열로 나뉘는데, 만성치열은 수술을 해야 한다.

| 수술을 해야 하는 질환 | 수술이 필요 없는 질환 |
|---|---|
| • 3도, 4도 내치핵<br>• 감돈치핵<br>• 중증 이상의 혈전성 외치핵<br>• 항문주위농양, 치루<br>• 만성치열<br>• 직장탈출증 | • 1도, 2도 내치핵<br>• 경증의 혈전성 외치핵 |

## 오해 2. 치질수술을 하면 통증이 심하고
## 항문이 좁아진다는데?

과거에는 치질수술 후 통증이 심했기 때문에 치질수술을 기피하는 경향이 있었다. 수술 후 통증이 심한 이유는 점막과 치핵 조직을 많이 제거하기 때문인데, 요즘은 점막 조직을 되도록 적게 제거해 통증이 많이 줄어들었다.

또 치질수술을 받고 변이 가늘어지거나 대변을 볼 때마다 아프다는 환자들이 있다. 이는 수술로 인한 항문협착이 원인으로 과거에는 치질수술 시 조직을 많이 제거해 자주 발생했지만 최근에는 거의 생기지 않는다. 요즘은 수술법의 발달뿐 아니라 진통제, 자가통증조절기의 발달로 예전과 같은 통증은 없으며, 있어도 참을 만한 정도다.


## 오해 3. 수술을 하면 대변이 샌다는데?

대변 조절 기능을 하는 괄약근이 손상되었을 때 소위 대변이 새는 변실금이 생긴다. 괄약근이 손상되는 수술은 치루와 중증 치열의 경우다. 치루수술은 괄약근이 손상되기 쉽고 치열수술은 주 수술법이 내괄약근 부분 절개법으로, 수술 후에 가벼운 변실금이 생길 수 있다. 이를 예방하기 위해 최근에는 피부판 이동술을 많이 하는 경향이 있다.

치핵수술은 심한 변실금은 생기지 않으나 치핵 조직을 필요 이상으로 많이 절제하면 가벼운 변실금이 생길 수도 있다. 따라서 치핵 조직은 되도록 적게 떼어내는 추세다. 간단하고 입원하지 않아도 된다는 말에 현혹되어 비의료인에게 부식제 주사를 맞으면 통증이 심하고 항문협착, 변실금이 생기기 쉬우니 반드시 병원에서 치료받기를 권한다.

## 오해 4. 치질은 재발한다?

치질수술의 합병증을 오해해 치질이 재발한 것으로 생각하는 경우가 많다. 치질수술에 동반된 다른 항문 질환을 그대로 둔 경우나 항문협착증, 피부꼬리가 생긴 경우 등이다.

피부꼬리는 치핵수술 후 수술 부위가 부었다가 부기가 빠지면서 피부가 꼬리 모양으로 남는 경우로 일반인들은 치핵이 재발한 것으로 오해하기 쉽다. 그러나 피부꼬리는 내치핵과 달리 항문 안쪽은 정상이고 바깥 피부만 남은 것이다. 따라서 치료도 간단해 외래 처치실에서 부분마취를 한 후 간단히 절제하면 완치된다.

치루는 다른 항문 질환에 비해 비교적 재발률이 높은 질환이다. 그이유는 항문주위농양을 절개해 치료하면 65%가 치루로 발전하기 때문이다. 그러나 항문주위농양에서 내구가 확실히 발견되면 처음부터 근치수술을 진행해 치루로 발전되는 것을 막을 수 있다. 단, 급성기에는 내구를 발견하기 어렵고 조직이 흐물흐물해서 항문주위농양 수술은 2단계 수술, 즉 1단계에서는 절개 배농술만, 2단계에서 치루 근본 수술을 하는 것이 일반적이다. 두 번째 수술에서 확실히 내구를 발견해 수술하면 더 이상 재발하는 일은 없다. 하지만 수술을 한번 더 하는 것은 번거롭기 때문에 양병원에서는 되도록 1단계로 근치수술을 하는 것을 원칙으로 한다.

# 07.
# 장내 미생물과 유산균

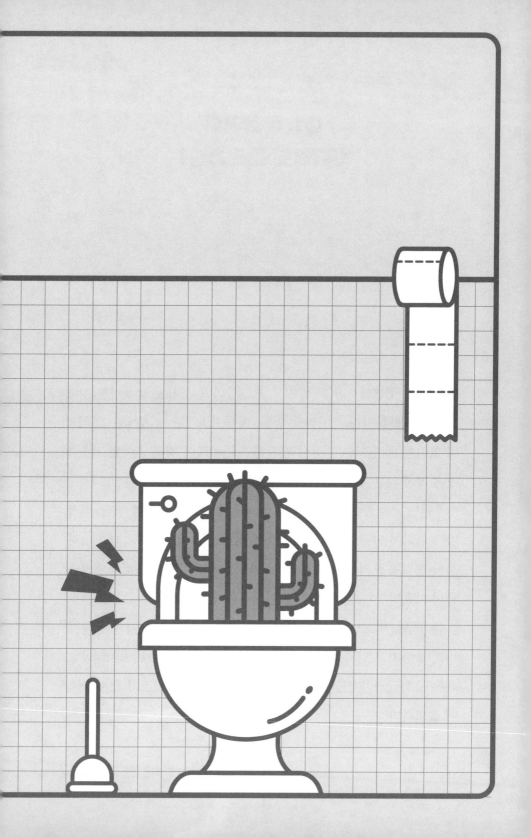

# Q1. 유산균이 치질에도 좋은가요?

장은 우리의 면역력을 70% 정도 결정한다. 면역세포의 70%는 장에 분포하기 때문인다. 암, 각종 염증, 자가면역질환, 피부병은 면역력이 떨어질 때 생기는데 장이 건강하면 면역력이 강해져 이런 질환에 잘 걸리지 않는다.

우리는 음식물에서 에너지를 얻는데 음식물에는 각종 세균, 독소가 포함되어 있을 수 있다. 그것을 방어하는 것이 위, 소장, 대장이다. 장의 면역력을 좌우하는 게 장내 미생물로 유익균과 유해균과 중간균의 비율이 2:1:7일 때가 가장 이상적이다.

유산균을 먹으면 유익균 수가 증가하고 유해균을 죽여서 장내 건강이 좋아지고 면역력이 올라간다. 발효식품(청국장, 낫토, 치즈, 김치 등)에는 유산균과 유산균의 먹이가 되는 프리바이오틱스가 많아 건강에 유익하다.

치질 해방, 거상 치질수술

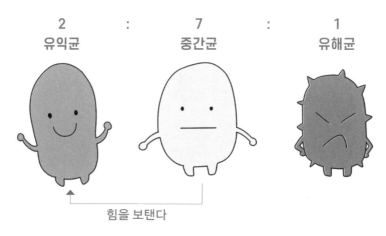

## 장내 미생물의 이상적인 균형

| 2 | : | 7 | : | 1 |
|---|---|---|---|---|
| 유익균 | | 중간균 | | 유해균 |

힘을 보탠다

다수파인 중간균은 유익균과 유해균 중 수가 더 많은 쪽의 편이다.
그러므로 유익균이 우세한 환경을 유지하는 것이 중요하다.
유익균, 유해균, 중간균의 비율은 2:1:7이 바람직하고
1:2:7이 되면 장내 미생물의 균형이 무너진다.

유산의 구조식은
$$H-\overset{\overset{\text{CH}_3}{|}}{\underset{\text{COOH}}{C}}-OH$$
로 카르복실산기COOH가 있어 강력한 산성으로 부패균(잡균)을 죽이고 음식이 상하지 않게 하며 발효식품을 만든다. 음식을 오래 놔두면 부패하거나 유산균에 의해 발효된다. 유산균의 효능은 ① 항균 작용 ② 함암 효과 ③ 면역력 증진 ④ 변비 개선 ⑤ 수명 연장이 있고 대장암을 위시한 각종 암, 과민성 대장, 궤양성 대장염, 크론병, 자가면역질환, 비만, 질염, 당뇨병, 고지혈증에 효과가 있다. 유산균은 기상 후 공복에 먹는 것을 추천한다. 결론적으로, 장건강은 우리 몸의 면역에 가장 중요하고, 유산균 보충은 건강에 유익하다.

# 08.
# 치질의 예방

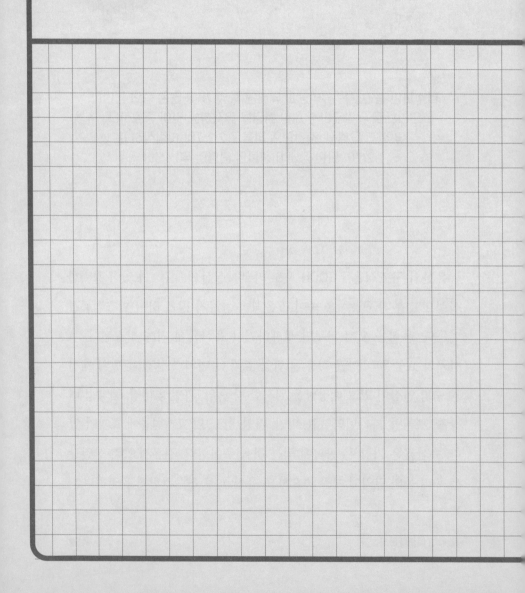

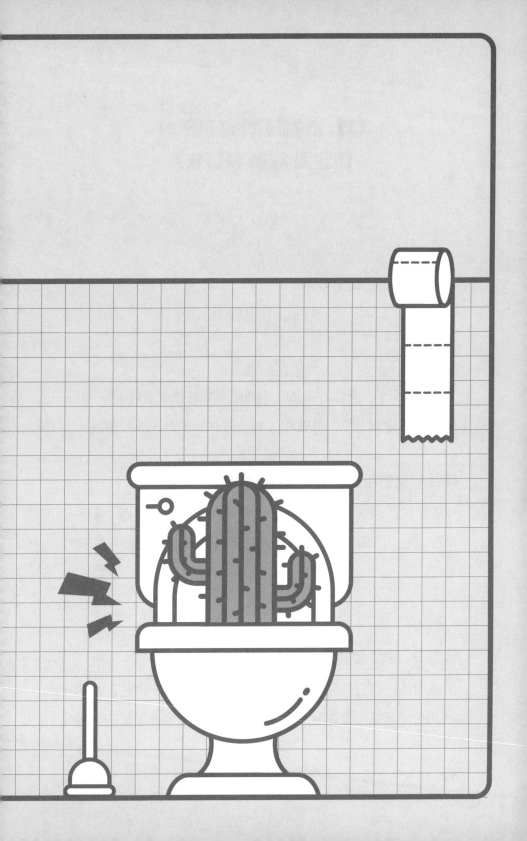

일상생활에서는 자신도 모르게 치핵을 유발하는 요인이 너무 많다. 이 요인만 잘 알고 유의하면 항문 질환의 예방에 큰 도움이 된다.

## 유의 1. 용변은 3분 이내로 끝낸다

배변할 때는 좌변기를 사용하는 것이 좋으며, 휴대폰, 신문, 책 등을 보는 것은 되도록 삼간다. 특히 아침 식사 후에 화장실에 가는 것이 좋다.

## 유의 2. 항상 항문을 청결히 한다

입과 항문은 비슷한 구조다. 식사 후에 칫솔로 이를 닦듯 용변 후에는 비데나 물로 항문을 닦아주는 것이 좋다. 휴지로는 항문 사이사이를 깨끗이 닦지 못한다. 하지만 비데는 치질 예방에 매우 효과적이다. 비데가 없다면 샤워기나 세숫대야에 물을 받아 간편히 항문을 세척한다.

## 유의 3. 매일 아침 식사 후 변의가 있든 없든 용변을 본다

아침 식사 전보다 아침 식사 후에 용변을 보는 것이 배변을 빨리 마칠 수 있다. 아침 식사 후에는 위에 들어간 음식물이 대장을 자극(위·대장 반사운동)해 용변을 보기가 더욱 쉽다. 아침 식사 전에 용변을 보는 사람 중에는 시간이 오래 걸리는 사람이 많다.

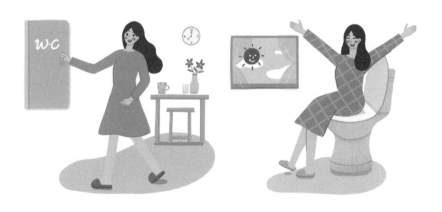

## 유의 4. 변비를 피한다

신선한 채소, 과일 등 섬유질이 많은 음식을 섭취한다. 아침에 일어난 후 물을 1컵 마시면 대장운동을 증가시켜 변의가 생기므로 변비

예방에 도움이 된다. 변비는 항문 질환을 유발하고 악화시킬 뿐 아니라 직장암의 발생 가능성도 높이므로 빠르게 치료하는 것이 좋다.

## 유의 5. 같은 자세를 계속 취하지 않는다

업무 중 1~2시간마다 일어서서 2~3분이라도 간단한 맨손 체조나 스트레칭을 하면 치질을 예방할 수 있다.

## 유의 6. 음주, 담배, 맵고 짠 자극적인 음식은 가급적 피한다

술은 일시적으로 장염을 일으켜 설사를 유발할 뿐 아니라 염증을 악화시켜 치핵을 가중시킨다.

## 유의 7. 치질을 초래하는 운동과 레저는 피한다

낚시, 골프, 운전, 고스톱, 컴퓨터 등 장시간 같은 자세를 취해야 하는 행동은 치핵을 악화시키므로 삼간다.

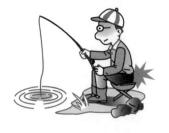 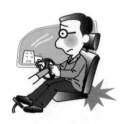 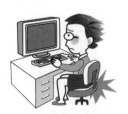

낚시        운전        컴퓨터

# 치질 예방

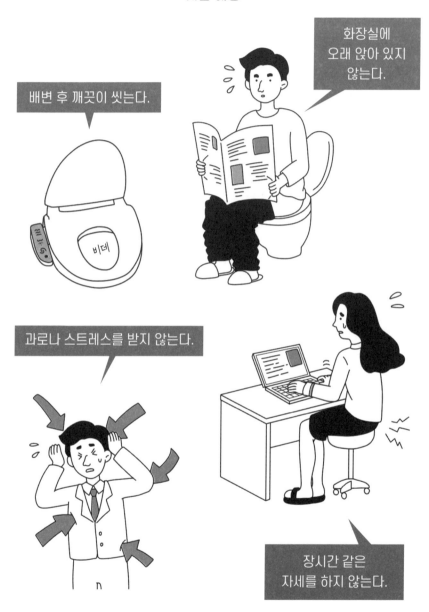

## 유의 8. 항문 질환 치료에 민간 요법은 금물

의사가 아닌 비의료인에게 부식제 주사 등을 맞아 항문이 망가진 사람이 꽤 많다. 한국에서는 대장항문외과가 아직 외과에서 완전히 분리되어 있지 않아 무슨 과에서 치료를 받는지 잘 모르는 분이 많은데 항문 질환은 대장항문외과 전문의나 외과 전문의에게 치료받아야 한다.

## 유의 9. 항문 질환 정기검진을 1년에 한 번씩 받는다

배변을 하루에 세 번 이상 보거나 배변 시 대변에 혈액이 묻어 나오면 반드시 진찰을 받아야 한다. 특히 가족 중에 대장암을 앓은 사람이 있다면 항문 질환 정기검진을 매년 받아야 한다.

치질 해방, 거상 치질수술

# 더 궁금한 Q&A

## 대장항문외과 전문의에게
## 묻고 답하다

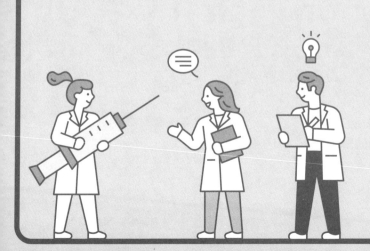

Q. 저의 아버지께서는 치질로 고생을 하고 수술을 받았습니다. 저도 치질이 있는데 점점 심해지는 것 같아요. 항문 질환은 유전이 되는 병인가요?

A. 항문 질환 자체는 유전병이 아니지만 항문 질환을 일으키는 소인은 유전됩니다. 예를 들면, 내치핵은 항문의 점막하 쿠션 조직이 밀려 내려와 생기는 병인데, 이 쿠션 조직을 점막에 고정하고 있는 점막지지인대가 느슨한가, 튼튼한가, 또 배변 시 늘어났던 점막지지인대가 배변 후 얼마나 빨리 원래의 상태로 회복되는가 등 치핵이 발생하는 소인은 유전됩니다.

또 항문 괄약근의 조임이 강하면 치핵과 치열이 발생하고, 항문샘이 다른 사람보다 깊으면 항문주위농양이나 치루가 잘 생깁니다.

사람의 키에 유전성이 있듯 이런 항문 질환의 소인은 유전성이 있습니다. 부모나 형제에게 항문 질환이 있다면 미리 예방하는 것이 좋습니다. 올바른 배변 습관을 만들고 식습관 등에 신경 써야 합니다.

Q. 화장실에 오래 앉아 있다 보면 항문에서 조그만 것이 나왔다가 배변이 끝나면 안으로 들어갑니다. 아무래도 치핵 같은데, 치핵은 꼭 수술을 받아야만 완치가 가능한가요?

A. 치핵의 경우 초기에는 약, 좌약, 식이요법 등 보존요법으로 치료가 가능합니다. 조금 더 진행되면 고무링 결찰법, 경화제 주사요법 등으로 치료가 가능하죠. 하지만 아래의 경우는 수술해야 합니다.

★ 배변 후 항문 밖으로 치핵이 튀어나와서 손으로 밀어 넣어야 들어간다(3도 내치핵).

★ 쪼그리고 앉거나 기침만 해도 치핵이 튀어나온다(3도 내치핵).

★ 치핵 여러 개가 밖으로 빠져나오며 국화꽃이 핀 것처럼 항문 밖으로 탈홍되어 있다(4도 내치핵).

★ 탈출한 치핵이 괄약근에 의해 조여 항문에 고무 튜브를 붙여 놓은 것처럼 심하게 붓고 아프다(감돈치핵).

★ 출산 전후에 치핵으로 고생한 경험이 있으며, 앞으로 출산 예정이다.

★ 출혈, 통증, 탈출이 되풀이된다.

★ 항문 둘레의 반 정도가 꽈리 모양으로 부풀어 있으며 통증이 있다(혈전성 외치핵).

★ 탈출한 치핵의 색이 까맣게 변해 있으며 통증이 있다(감돈치핵).

## 항문 질환과 약

Q. 저희 어머니는 가끔 치질 조짐이 보이면 약국에 가서 약을 사서 드십니다. 그러나 그때뿐인 것 같아요. 치질에 약이 효과가 있나요?

A. 대체로 약은 효과가 있습니다. 하지만 항문 질환의 종류가 다양하고 정도의 차이가 심해 항문 질환에 딱 맞는 약을 먹지 않으면 효과가 없을 수도 있습니다. 치핵이나 치열 초기인 경우에는 약이 꽤 효과가 있습니다. 국소혈류개선제, 소염진통제, 변완하제 등을 사용하면 증상이 좋아집니다. 그러나 정도가 심한 경우에는 효과가 없고, 수술을 해야 치료가 됩니다. 치루의 경우 항생물질이 감염을 억제해서 증세가 약간 좋아질 수 있으나 수술을 하지 않으면 치료가 되지 않습니다.

## 항문 질환과 비타민제

Q. 비타민이 몸에 좋다고 해서 늘 비타민제를 사서 먹고 있는데, 혹시 비타민제도 항문 질환에 효과가 있나요?

A. 비타민이 부족해 항문 질환이 발생하는 경우는 없습니다. 그렇지만 비타민 E는 말초혈관의 혈류를 촉진시키고 혈액의 응고를 억제해 혈전이나 울혈을 없애는 데 좋습니다. 그래서 내치핵과 외치핵에 효과가 있습니다.

치질 해방, 거상 치질수술

## 항문수술과 괄약근 손상

Q. 치질수술을 받으면 변이 샌다는 말을 들은 적이 있어요. 정말 변이 새
  나요?

A. 20~30년 전 항문의 해부를 잘 모르던 때는 치핵, 치루수술 중 괄약근에 손
  상을 주어 설사나 가스가 새는 변실금이 생기기도 했습니다. 이제는 항문
  괄약근의 구조와 해부가 잘 알려져 있어 수술 후 괄약근이 손상되는 경우
  는 거의 없습니다. 하지만 괄약근 손상은 없더라도 항문 조직을 많이 제거
  하면 약한 변실금이 생길 수 있으므로 가능한 한 항문 조직을 보존하려는
  추세입니다. 치루수술은 복잡 치루인 경우 괄약근에 손상을 줄 수 있으나
  요즘은 괄약근 보존술식을 진행해 괄약근에 손상을 거의 주지 않습니다.

## 항문 질환에 좋은 음식

Q. 고3 수험생입니다. 공부하느라 책상에 늘 앉아 있다 보니 변비와 함께
  콩알만 것이 생겼다 없어지곤 합니다. 항문 질환에 좋은 음식이 있으면
  알려주세요.

A. 학생은 혈전성 치핵이 때때로 생기는 것 같네요. 변비와 항문 질환에는
  식물성 섬유소가 많이 함유된 채소, 과일 등이 좋습니다. 식물성 섬유소
  는 수분을 흡수해 대변의 양을 많게 만들고 부드럽게 하죠. 채소의 경우
  섬유소를 많이 섭취해야 한다는 측면에서는 생으로 먹기보다 삶아서 먹
  는 것이 더 좋습니다.

Q. 간혹 회식한 다음 날 항문에 조그만 것이 튀어나오는데 술을 마셔서 그런 게 아닌가 싶어요. 항문 질환을 일으키는 나쁜 음식이 있나요?

A. 우선 과음은 피해야 합니다. 맥주, 소주 등 술은 항문 부위의 출혈을 일으키고, 설사를 유발합니다. 간에 부담을 주고 염증을 악화시키죠. 그래서 출혈성 치핵이 있는 사람은 음주 후 출혈이 있는 경우가 많습니다.

또한 육류, 정제된 가공식품도 좋지 않습니다. 육류를 알맞게 먹는 건 괜찮지만 너무 많이 먹으면 대장과 항문에 부담을 줍니다. 육류나 정제된 식품은 대변의 양을 적게 만들어 변비가 생기기 쉽습니다.

설사와 변비를 일으키는 음식도 피해야 합니다. 감, 곶감 등은 변비를 유발하죠. 커피, 코코아 등도 항문 질환에 좋지 않습니다. 고추, 후추, 겨자, 카레 같은 조미료도 좋지 않습니다. 조미료는 거의 소화되지 않고 변으로 나오기 때문에 항문을 자극해 울혈을 일으키고 염증을 더욱 심하게 만듭니다.

## 항문수술 후 입원 기간

Q. 저는 해외영업부에서 일하고 있습니다. 일이 바빠 오랜 기간 자리를 비울 수 없는데, 항문수술을 하면 며칠 정도 입원을 해야 하나요?

A. 항문수술을 하면 2박 3일 입원이 가장 많고, 간단하면 1박 2일, 아주 간단하면 당일 퇴원이 가능합니다. 혈전성 외치핵은 부분마취를 하고 수술을 하며 1일 정도 입원을 합니다. 초기 내치핵은 보존요법이나 비수술 요법으로 치료해 통원도 가능하지요. 3도, 4도 내치핵의 경우 우리나라에서는 일반적으로 1~2일 정도 입원합니다.

일본은 대부분의 병원에서 치핵의 경우 평균 1~2주일 정도 입원시키며, 입원비가 하루에 1,000달러씩 되는 미국의 병원에서는 당일에 퇴원시키기도 합니다. 하지만 환자 대부분이 병원 앞 호텔에 머물면서 아침마다 병원에 엉거주춤 걸어와 통원 치료를 한다고 하는데, 이는 쾌적하게 치료받는 것이라 할 수 없습니다.

치열의 경우 내괄약근 절개술만 하면 1일 정도 입원하고, 피부판 이동술을 같이 시행할 경우 2~3일 정도 입원합니다. 치루의 경우도 2~3일 정도 입원하며, 상태에 따라 입원 기간이 변동될 수 있습니다.

Q. 저는 수술 다음 날 머리가 아프던데, 항문수술을 했는데 왜 머리가 아픈 거죠?

A. 항문수술을 할 때 대개 척수마취를 합니다. 척수마취를 할 경우 5% 정도 가 두통이 생길 수 있습니다.

두통은 보통 수술 후 이틀째에 생기며, 침대에서 일어날 때 느끼게 됩니 다. 일어나거나 앉으면 심해지고 누우면 없어집니다. 이런 경우 척수마취 를 했던 곳에 베개를 대고 2시간 정도 똑바로 있으면, 척수마취했던 바늘 구멍이 막히고 그러면 두통이 사라지게 됩니다.

두통의 원인은 마취할 때 뚫었던 바늘 구멍으로 뇌척수액이 새어 나가 뇌 내압이 저하되기 때문입니다. 그래서 척수마취를 한 경우 수술 당일은 누 워서 안정을 취하는 것이 좋습니다. 충분히 수분을 섭취하거나 정맥으로 수액을 공급받아 감소한 뇌척수액을 보충해야 하며, 베개는 사용하지 않 거나 낮은 것을 쓰는 게 좋습니다. 두통은 대개 5일이면 없어집니다.

Q. 치질이 심해서 병원에 갔더니 수술을 해야 한다고 합니다. 친구들이 수술받을 때 굉장히 아프다고 하는데 솔직히 겁이 납니다. 정말 수술할 때 많이 아픈가요?

A. 마취 기술의 발달로 항문수술 중에는 전혀 아프지 않습니다. 마취는 척수마취, 미추마취, 수면하 부분마취, 전신마취를 많이 합니다. 우리나라에서는 척수마취와 수면하 부분마취, 미추마취를 선호하고, 미국과 유럽에서는 전신마취를 선호합니다. 항문수술 후 3~4시간이 되면 통증을 느끼게 되나, 통증조절펌프, 진통제를 복용하거나 주사를 맞으면 통증을 쉽게 넘길 수 있습니다.

Q. 옛날부터 치질수술을 하면 통증이 심하다는 얘기를 많이 들었어요. 그래서 민간요법이 성행하고 있는데, 정말 치질수술을 받고 나면 통증이 몹시 심한가요?

A. 항문은 민감한 곳이며 신경세포의 분포가 많아 통증이 있는 것은 사실입니다. 그러나 수술 기술과 통증을 해결하는 기술이 많이 발달해 이제 통증은 심하지 않습니다. 수술 후에는 지속적 통증 조절법(PCA)을 이용하고 있어 통증은 거의 느낄 수 없습니다. 그러므로 통증 때문에 수술을 두려워할 필요는 없습니다. 수술 후 처음으로 배변할 때 통증이 있을 수 있지만, 대개 병원에서 대변이 부드러워지는 완하제를 주기 때문에 큰 고통은 없습니다. 민간요법으로 치료하면 통증이 더 심하며 부식제 주사를 맞으면 항문협착, 괄약근 손상 등 부작용이 심합니다. 따라서 민간요법에 의지해서는 안 됩니다.

## 항문수술 후 현업으로의 복귀 기간

Q. 여름 휴가철에 그동안 미뤘던 치질수술을 받고 싶어요. 수술 후 어느
  정도 집에서 안정을 취한 다음 회사에 출근하면 되는지 알고 싶습니다.

A. 일률적으로 말하기는 힘들지만 대개 2박 3일 입원 치료 후 퇴원한 다음
  3~4일 정도 집에서 안정을 취하면서 통원 치료를 하다가 직장에 나가면
  됩니다. 직장에는 일주일 정도 휴가를 내면 좋습니다. 물론 직장에 가서
  도 일주일에 한 번 정도 통원 치료를 하게 됩니다.

# 의학박사 양형규 원장은 어떻게 거상 치질수술을 개발하게 되었나?

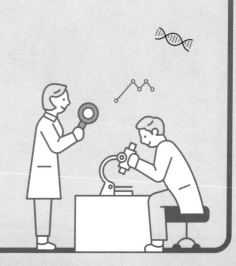

# 거상 치질수술을 개발하기까지

| | 양병원 거상 점막하 치질수술 | 보통의 치질수술 |
|---|---|---|
| 수술<br>원리 | | |
| 절제<br>범위 | | |
| 피부<br>절개 폭 | | |

자연계의 생물이 진화하듯 학문도 진화한다. 즉, 거상 치질수술도 진화하듯 개선하고 또 개선한 것이다. 거상 치질수술의 뿌리는 영국 세인트 막 병원의 팍스 경이 개발한 점막하 치핵 절제술이다. 사람의 운명은 새로운 만남에서 바뀔 수 있다. 내가 연세의대 세브란스병원 외과에서 3년 차 레지던트를 하게 되었을 때 대구 영남대학병원에 파견을 가게 되었다. 영남대 병원에 가서 첫 수술 조수는 심민철 교수님의 치질수술이었다. 심 교수님은 그동안 보지 못했던 완전히 다른 치질(치핵)수술을 하고 계셨다. 점막하 치핵 절제술이었는데 무척 환상적이었다.

## 치핵수술 단면도 비교

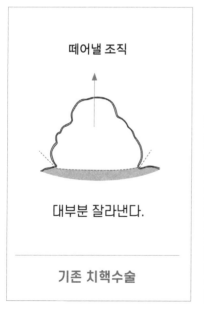

떼어낼 조직

대부분 잘라낸다.

**기존 치핵수술**

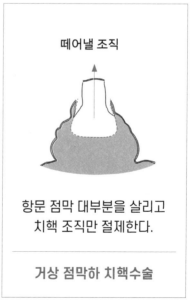

떼어낼 조직

항문 점막 대부분을 살리고
치핵 조직만 절제한다.

**거상 점막하 치핵수술**

교수님의 치핵수술은 점막을 살리고 점막 아래로 굴 파듯 파 내려가 치질 조직만 도려 빼내듯 절제하고 원래의 점막은 봉합을 했다. 항문이 절대로 좁아지지 않고 항문을 보존하는 수술이었다. 문제는 수술 1건에 1시간 30분이 걸리는 긴 수술 시간이었다.

원래 이 수술의 원조는 영국 런던의 대장항문 전문 병원 세인트 막 병원의 팍스 경이었다. 이 수술법을 미국 뉴욕의 마운트 사이나 대학병원의 오창렬 교수님이 영국 세인트 막 병원에서 교환 교수로 있으며 배우게 되었고, 이어서 심민철 교수님, 그리고 내가 배우게 된 것이다.

심민철 교수님은 경북의대를 졸업하시고 연세의대 세브란스병원에서 일반외과 수련 후 미국 뉴욕의 마운트 사이나 대학병원에서 2년간 오창렬 교수 밑에서 배우고 오셨다. 심민철 교수님은 늘 웃으시며 농담도 잘하고, 대인관세가 좋으면서도 외유내강인 분이었다. 후에 영남대학 의무부총장과 영남대학병원 의료원장을 역임하셨다.

한편 마운트 사이나 대학병원의 대장항문외과 오창렬 교수님은 한국인으로서 세계적으로 가장 유명하셨던 분으로 오 교수님의 항문 해부 그림은 지금도 대장항문학 교과서에 실려 있다. 경북의대 졸업 후 미국으로 가서 마운트 사이나 의대에서 외과 수련을 하시고 대장항문외과에서 교수가 되신 분으로 한국에 제자가 많다.

교수님께서 영국 런던 세인트 막 병원에 교환 교수로 가게 되었는데 거기에서 팍스 경의 점막하 절제술을 배우게 된다. 즉, 점막하 치핵수술의 계보는 다음 표와 같다.

| 제 1대 | **팍스(A. G. Parks) 경** 영국 세인트 막 병원 |
|---|---|
| 제 2대 | **오창렬 교수** 미국 마운트 사이나 대학병원 |
| 제 3대 | **심민철 교수** 영남대학병원 |
| 제 4대 | **양형규** 서울양병원(거상 개념 추가, 수술 시간 단축) |

　점막하 치핵 절제술은 술기가 까다롭고 시간이 많이 걸려서, 팍스 경이 계셨던 세인트 막 병원이나 심민철 교수님이 계셨던 영남대학병원에서도 지금은 시행되지 않고 있다. 한국의 의료보험 체계에서 고난도의 수술을 해도 치질수술 수가는 똑같이 정액제기 때문에 장시간 걸리는 고난도의 수술은 하기가 힘들다.

　나도 구리시에 외과의원을 처음 개원했을 때 치질수술 시간이 1시간 30분씩 걸렸기 때문에 외래를 보면서 하루에 최대로 수술할 수 있는 환자가 세 명이었다. 그러나 수술 경과가 너무 좋아서 입소문을 타고 환자들이 왔고 외과의원에서 항문 환자 비율이 늘어나면서 자연스럽게 대장항문 병원으로 발전하게 되었다.

　그러나 이렇게 수술 시간이 오래 걸려서야 의원 운영이 될 수 없었다. 그러다 다시 계기가 왔다. 1996년 남양주시에서 양병원 개원을 앞두고 일본 도쿄의 동경사회보험중앙병원(현, 야마테병원)으로 단기연수를 하게 된다. 그곳에서 세계적인 대장항문외과 의사 스미코시 선생님과 이와다레 선생님을 만나게 된다.

　스미코시 선생님은 니혼의대를 졸업하고 니혼의대에서 외과 수련 받은 후 동경사회보험 중앙병원에서 대장항문학을 발전시키고 그곳

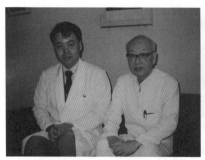
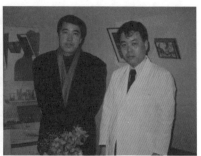

스미코시 선생님과 찍은 사진　　　이와다레 선생님과 찍은 사진

에서 74세 나이로 돌아가실 때까지 평생을 일하셨다. 세계적인 치루 분류법을 만드신 일본 최고, 나아가서 세계적인 대장항문과 의사였다. 모든 외과의사에게 수술법을 개방해 일본의 유명한 항문과 의사들의 40%는 선생님 제자이고, 많은 외과의사가 선생님의 수술을 배우고 갔다.

　스미코시 선생님의 수제자인 이와다레 선생님은 치질수술을 한 명에 10분이면 끝내서 금요일 오전에 9시부터 수술하면 20명까지 수술을 했다. 동경 긴자에서 개인 의원을 개원한 요즘도 금요일은 열 개의 수술을 하신다. 긴자의 이와다레클리닉은 의료보험 환자는 받지 않고 일반 환자만 받으며 입원을 하지 않고 당일 수술이며 1명당 30~50만 엔(한화 약 300~500만 원)을 받는다. 우리나라의 모든 의사는 의료보험으로만 치료할 수 있는데, 이 점은 우리나라 병원 경영난의 원인 중 하나이며 외과 계열 의사가 부족한 원인이기도 하다.

　이와다레 선생님의 치질수술은 비록 반폐쇄식 결찰 절제법이지만 1명에 10분이면 끝나기 때문에 선생님 수술을 견학하러 네 번이나 갔고 나의 점막하 치핵 절제술에 선생님의 빠른 수술 노하우를 도입해 발전시킨 결과, 환자 한 명 수술에 1시간 30분 걸리던 것을 20~30분 정도로 줄일 수 있었다.

이렇게 개발된 수술법은 공개하기 아까운 생각도 들었지만, 가톨릭 신자인 나는 '이 기술은 인류를 위해 쓰라고 하느님께서 주신 기술이다'라고 생각하며 수술 동영상을 포함해『치핵』책을 썼고, 2013년 미국 대장항문학회에 참석하러 갔다가 그 당시 미국학회 회장이신 쿠찬다니 교수에게 이 책을 주었다.

다음 날 쿠찬다니 교수를 만났더니 "당신 수술 동영상을 보니 항문 조직을 보존할 수 있고 너무 합리적이다. 책의 내용을 보고 싶은데 그림은 이해되지만, 한글이라 읽을 수 없으니 영문으로 써 보면 어떠냐?"고 하셔서 용기를 내어 미국 출판사 스프링거에서『Hemorrhoids』란 책을 출간하였다. 이 책 덕분에 세계 각국 심지어 러시아에서도 초청을 받아 강연을 했다.

한국 학회에서 거상 치질수술에 대해 여러 번 강의를 했지만 다른 의사들이 따라 하기 힘들어하는 이유는 항문 조직의 점막하 박리가 쉽지 않고, 거상의 정도를 사람마다 다르게 해야 하기 때문이다. 일본 대장항문학회에는 세 번 초청받아 강의를 했다. 수술 동영상만 보고 수술을 막상 하려면 잘 안 되기 때문이다.

양병원의 대장항문외과 의사는 나와 같이 수술하며 몇 달간 수련한 후 수술하게끔 하고 있다. 수련 후 양병원에서 수년간 일하다 개업한 의사도 많다. 개업한 이후에는 모두 성황을 이루고 있다. 부동산 가격이 너무 올라 자신의 병원 건물을 마련하기가 쉽지 않지만,

자신의 병원 건물을 마련해 개업한 의사가 많다.

앞으로도 외과의사 누구에게나 병원 참관을 개방하고 있으며, 이 수술법이 많은 의사에게 보급되어 치질수술을 받는 환자가 고통 없이 쉽게 수술을 받았으면 한다.

치질 해방, 거상 치질수술

| 양병원 서울<br>전화 : 02-480-8000<br>팩스 : 02-480-8119 | | 양병원 남양주<br>전화 : 031-590-9000<br>팩스 : 031-591-4155 | |
|---|---|---|---|
| 진료과 | 진료 분야 | 진료과 | 진료 분야 |
| 대장항문<br>외과 | 치질, 변비, 대장암<br>복강경클리닉 등 | 대장항문<br>외과 | 치질, 변비, 대장암<br>복강경클리닉 등 |
| 진료 시간 | | 진료 시간 | |
| 평일 진료 : 08:00 ~ 17:00<br>점심 시간 : 12:30 ~ 14:00<br>토요일 : 08:00 ~ 12:30<br>일요일 및 공휴일 휴진 | | 평일 진료 : 08:00 ~ 17:00<br>점심 시간 : 12:30 ~ 14:00<br>토요일 : 08:00 ~ 12:30<br>일요일 및 공휴일 휴진 | |
| 주소 | | 주소 | |
| 서울 강동구 천호대로 1159 양병원 | | 경기 남양주시 경춘로 933 | |

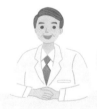

대장항문병센터
복강경 수술센터
내시경센터

임상병리 검사실
방사선 특수촬영실
물리치료실

종합검진센터

# 치질 해방, 거상 치질 수술

| | |
|---|---|
| **펴낸날** | 2023년 4월 28일 초판 1쇄 |
| **지은이** | 양형규 |
| **펴낸이** | 양형규 |
| **책임편집** | 김민영 |
| **디자인** | 박은정 |
| **본문 일러스트** | 벼리 |
| **제작처** | 상식문화 |
| **펴낸곳** | 양병원 출판부 |
| **주소** | 서울특별시 강동구 진황도로 128, 2층 |
| **전화** | 02-480-8014 |
| **팩스** | 02-480-8209 |
| **등록번호** | 제13호(윤) 1997년 4월 14일 |
| **e-mail** | yanghs@yangh.co.kr |
| **홈페이지** | http://www.yangh.co.kr |

**ISBN**   978-89-94863-22-1 (13510)